JN104427

劇的に高血圧を改善させる運動と食事

監修
糖尿病内科医 工藤孝文
総合内科医 工藤あき

辰巳出版

劇的に高血圧を改善させる運動と食事　目次

Part 1 高血圧の正しい怖がり方

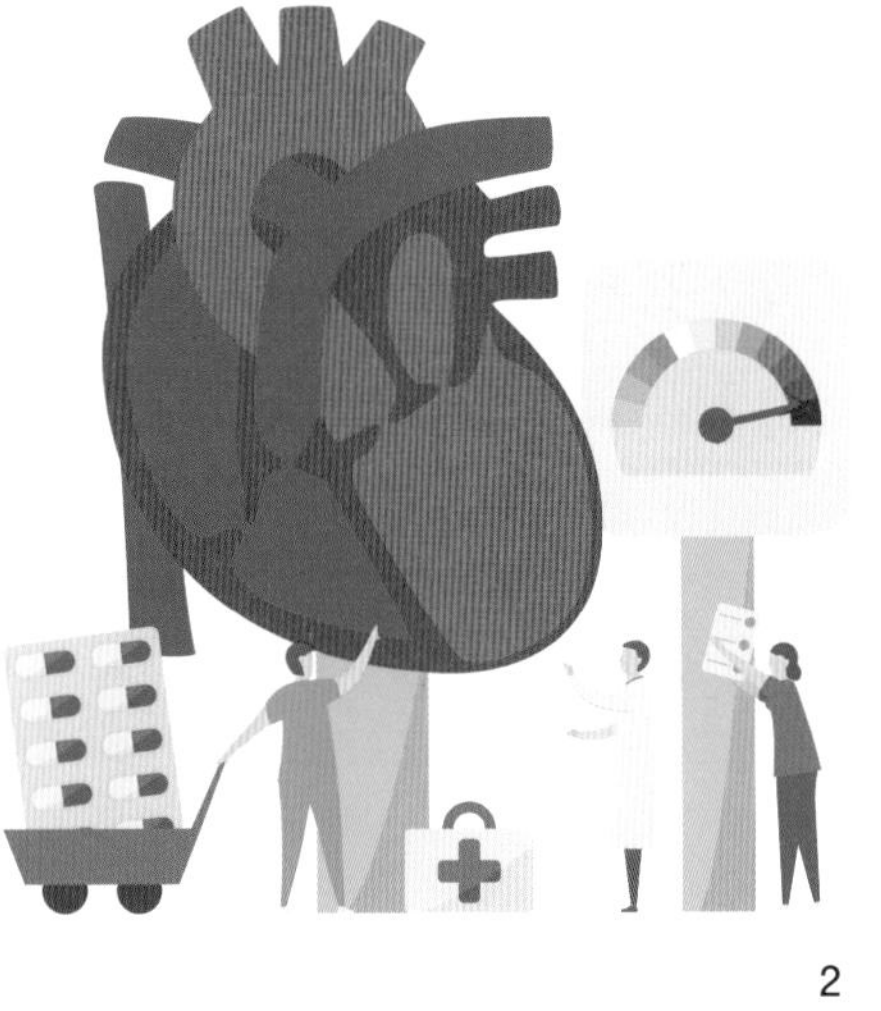

Contents

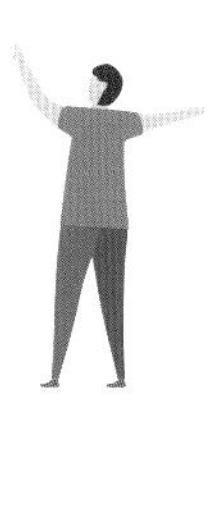

Part 5
今日からはじめたい簡単・血圧コントロール法
～おすすめ食材と簡単レシピ～

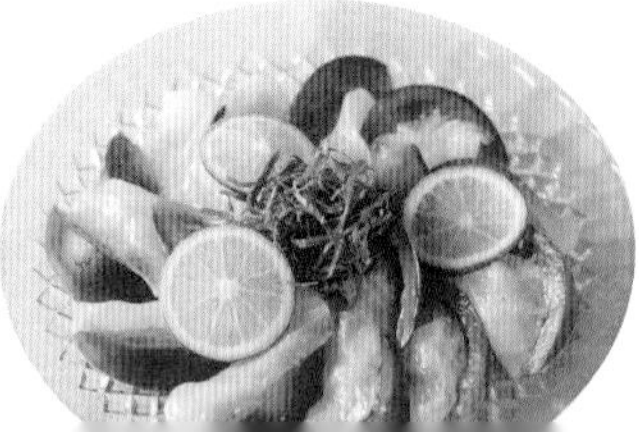

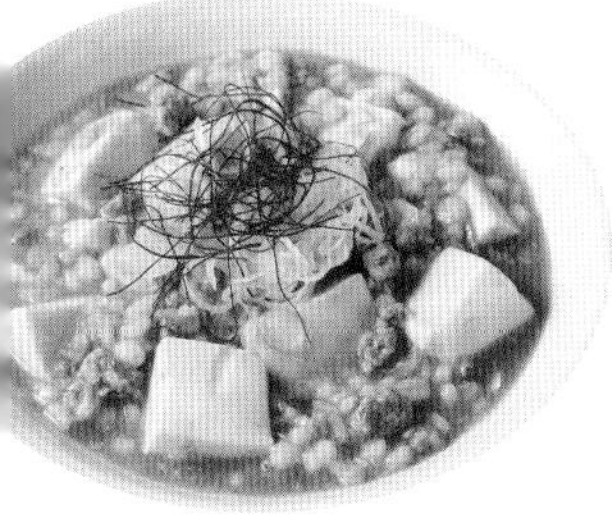

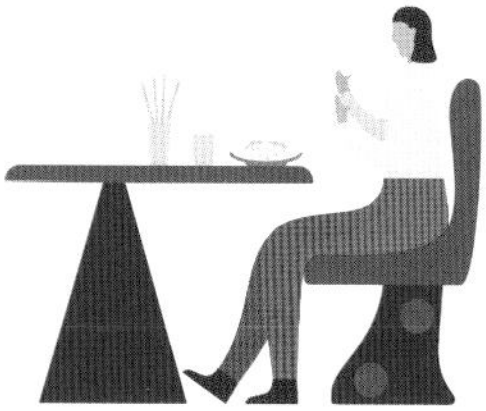

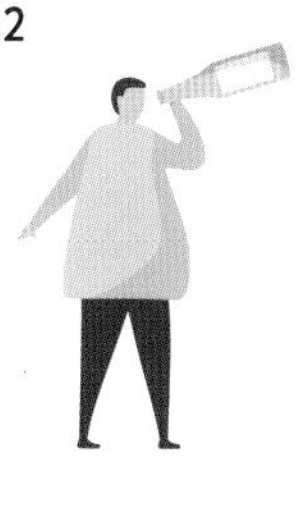

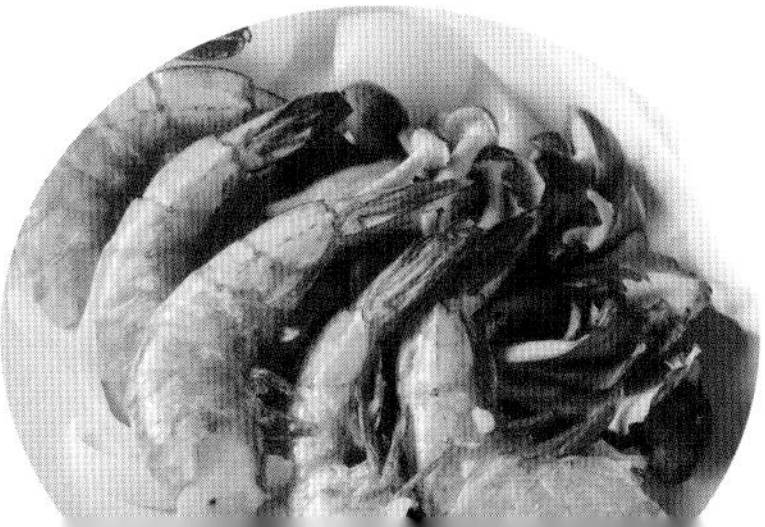

●レシピ・食材解説・スタイリング
管理栄養士・国際薬膳調理師・フードコーディネーター
中村美穂（なかむら・みほ）
東京農業大学卒業後、デリ・レストランの商品企画・開発に携わり、旬の食材を使ったサラダなどを多く手がける。その後、保育園栄養士として乳幼児の食事作りや食育活動などを幅広く手がけ、2009年に独立。雑誌・広告などのレシピ・スタイリングを担当するほか、東京都西東京市を中心に料理教室「おいしい楽しい食時間」を開催。著書:『免疫力をアップさせる野菜のおかず』、『1〜3歳発達を促す子どもごはん』（日東書院）、『おからスーパーレシピ』、『具だくさん健康スープ』（辰巳出版）ほか。https://syokujikan.com

●レシピについて
◎ 計量単位は、1カップ＝200ml、大さじ1＝15ml、小さじ1＝5mlを基準としています。
◎ 材料は下ごしらえ済みの量を掲載しています。
◎ 電子レンジは600Wを使用しています。それぞれの時間は目安です。機種によって異なりますので様子を見ながら調整してください。

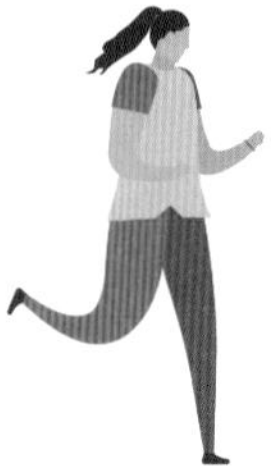

Part 1

高血圧の正しい怖がり方

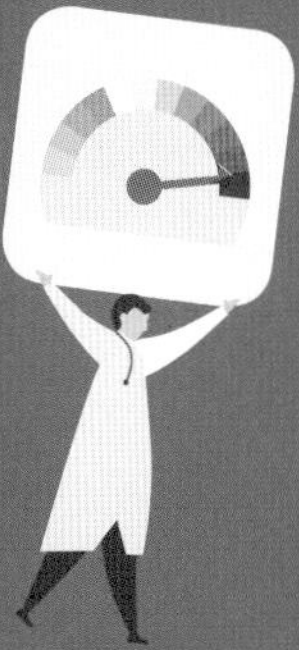

高血圧は、正しく怖がろう！

健康診断などで「血圧が高いですね」といわれても、特に気になる症状がないと、実感がわきませんよね。気になりつつも、そのまま放置していませんか？

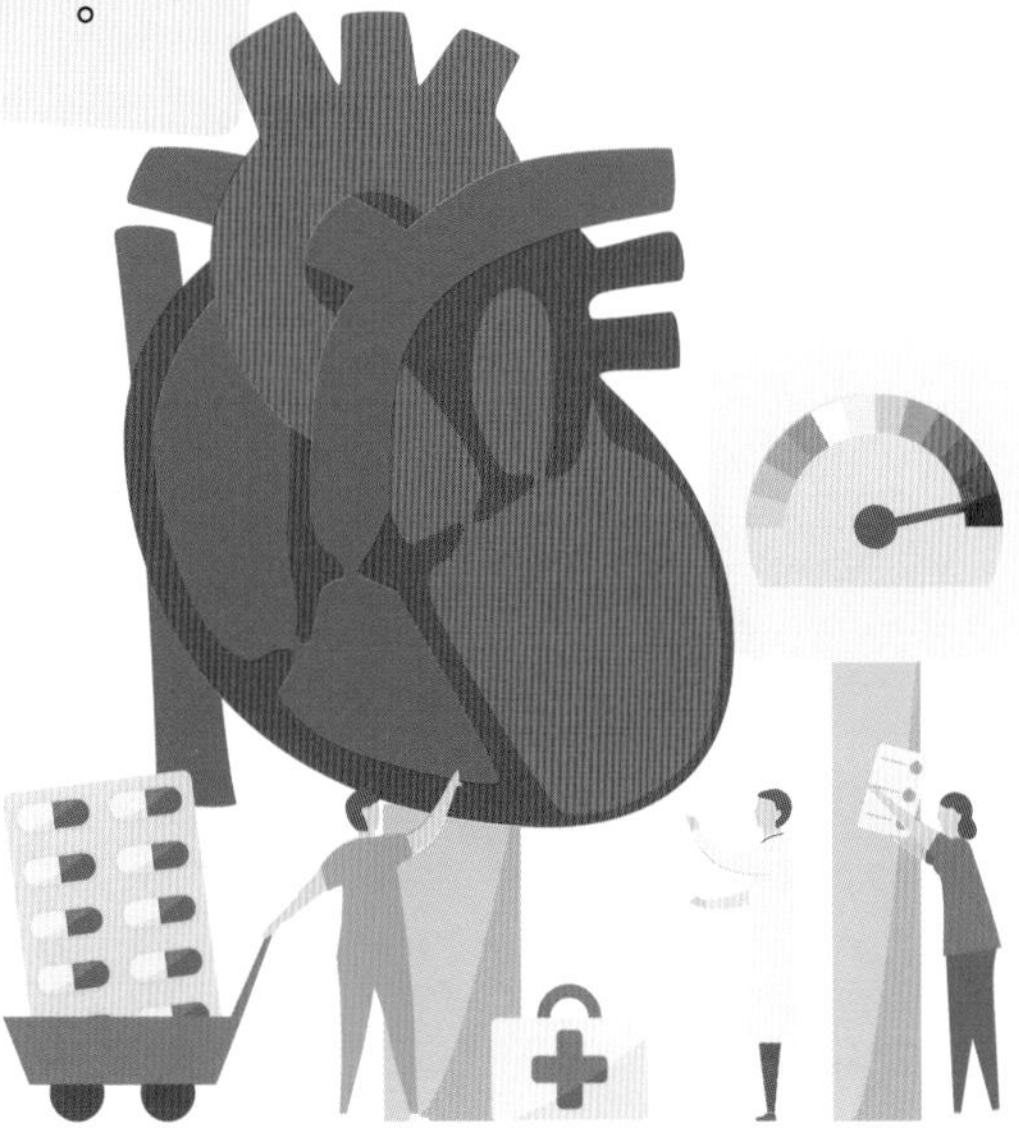

厚生労働省が実施した「平成29年（２０１７年）患者調査」によれば、継続して高血圧の治療を行っている人は９９３万７０００人ですが、受診していない人はその3倍にものぼるといわれ、日本の高血圧患者は約４３００万人と推定されています。

高血圧は、自覚症状がほとんどないため、軽く見られがちです。しかし、それこそが大問題。血圧は、「やや高め」なだけでも血管にダメージを与えます。また、症状がないからといって放置していると、知らないうちに進行して血管や心臓、脳などにさまざまな障害をもたらしていきます。そして、最悪の場合はある日突然、脳卒中や心筋梗塞など命にかかわる状態に陥ってしまうことも。これが、高血圧が「サイレントキラー（静かなる殺人者）」と呼ばれるゆえんなのです。

しかし、ただやみくもに怖がる必要はありません。たとえば、「高血圧になったら、一生薬を飲み続けなければならない」「食事や運動で血圧を下げるのは大変だ！」と思っていませんか？

確かに、昔はそういわれていた時代もありましたが、現在では、症状によっては薬の量を減らしたり、薬を飲まない治療も行われています。また、正しい知識さえ持っていれば、苦行のような厳しい食事制限やキツイ運動をしなくても、血圧をコントロールすることが可能です。

治療中の方は、自己判断で薬の服用を中断したりせず、かかりつけの医師と相談しながら食事や運動などの生活習慣を見直すことで血圧をコントロールしていきましょう。

「やや高め」の人も、放置しないで10年後、20年後のために血圧を下げるチャレンジをしていきましょう。

そのためにも、まずは正しい知識が必要です。血圧が上がった下がったと一喜一憂するのではなく、高血圧を正しく怖がり、より効果的にコントロールしていきましょう。

血圧は、生命力をあらわすサイン

私たちが生命活動を行うため、生きるためには酸素と栄養が必要です。そこで、それらをたっぷり含む血液を、全身のすみずみにまで**送り出す働き**をしているのが心臓です。

心臓は、収縮と拡張を繰り返しながら1分間に約60～80回、1日に約10万回もポンプのように血液を押し出します。血圧とは、こうして心臓から押し出された血液が、血管の壁を押す力(圧力)のことです。

生きている限り、血圧がゼロになることはありません。つまり、血圧とは、私たちが生きているという証です。また、血圧は、心臓が血液を押し出す力や、心臓から送り出される血液の量、血管の弾力性、血液の粘性、血液の流れやすさなどによって決まります。そのため、医療の世界において血圧は、生命力の強さ、脳や血管の健康状態を示すサイン(＝バイタルサイン)となっています。

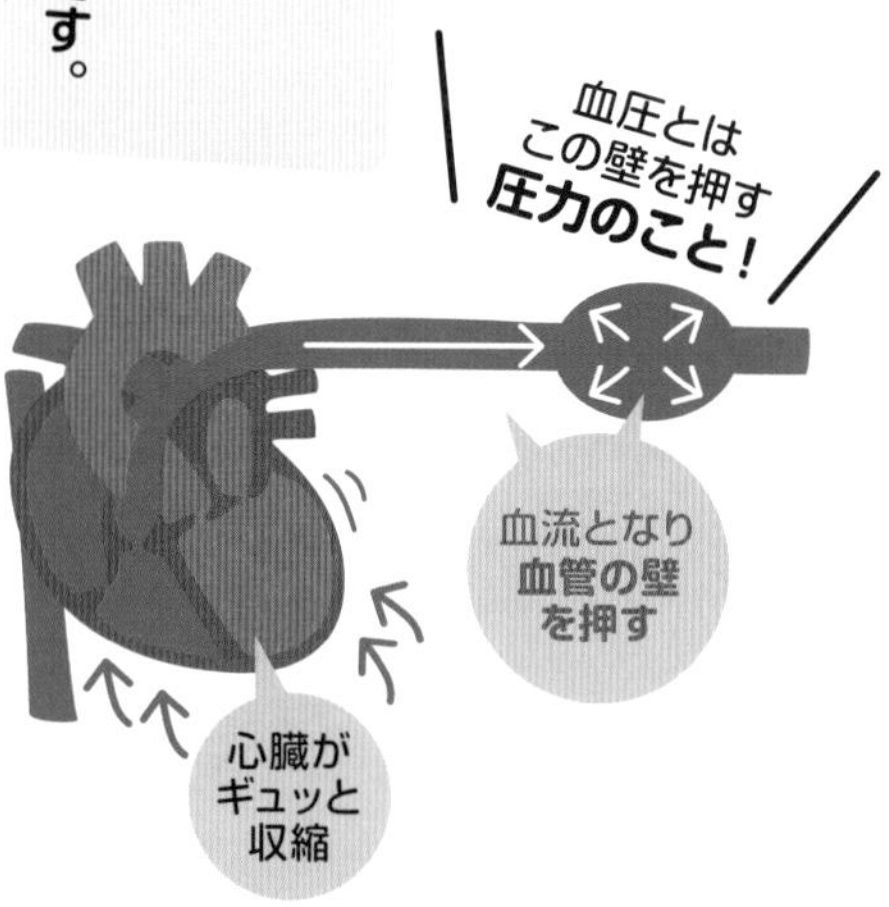
血圧とは
この壁を押す
圧力のこと！
血流となり
血管の壁
を押す
心臓が
ギュッと
収縮

血圧は㎜Hg（ミリメートル・エイチジーまたはミリリットル水銀柱）という単位であらわされます。では、1㎜Hgとは、どれくらいの強さの圧力なのでしょう？

㎜Hgの「Hg」とは、水銀のこと。最近は電子式の血圧計が増えていますが、古いタイプの血圧計は、水銀式体温計のようなガラスの水銀柱が内臓されていて、聴診器を動脈上にあてて、血管音（コロトコフ音）を聞きながら水銀の目盛りを確認していました。その水銀の目盛りが1ミリメートル上がると1㎜Hgというわけです。

ちょっとわかりにくいので、水圧に換算して考えてみましょう。水銀の比重は水の13・6倍です。たとえば120㎜Hg（正常血圧は最高血圧が120㎜Hg未満）の場合、水銀の目盛りは12ミリメートルの高さまで上がりますが、水なら12×13・6＝163・2センチメートル。つまり、噴水なら約1・63メートルの高さまで吹き上がる圧力ということです。もし最高血圧が140㎜Hg以上の高血圧になると、噴水は2・17メートル以上の高さまで吹き上がります。

高血圧とは、それほど強い圧力が毎日10万回以上も血管の壁にかかる状態ということです。

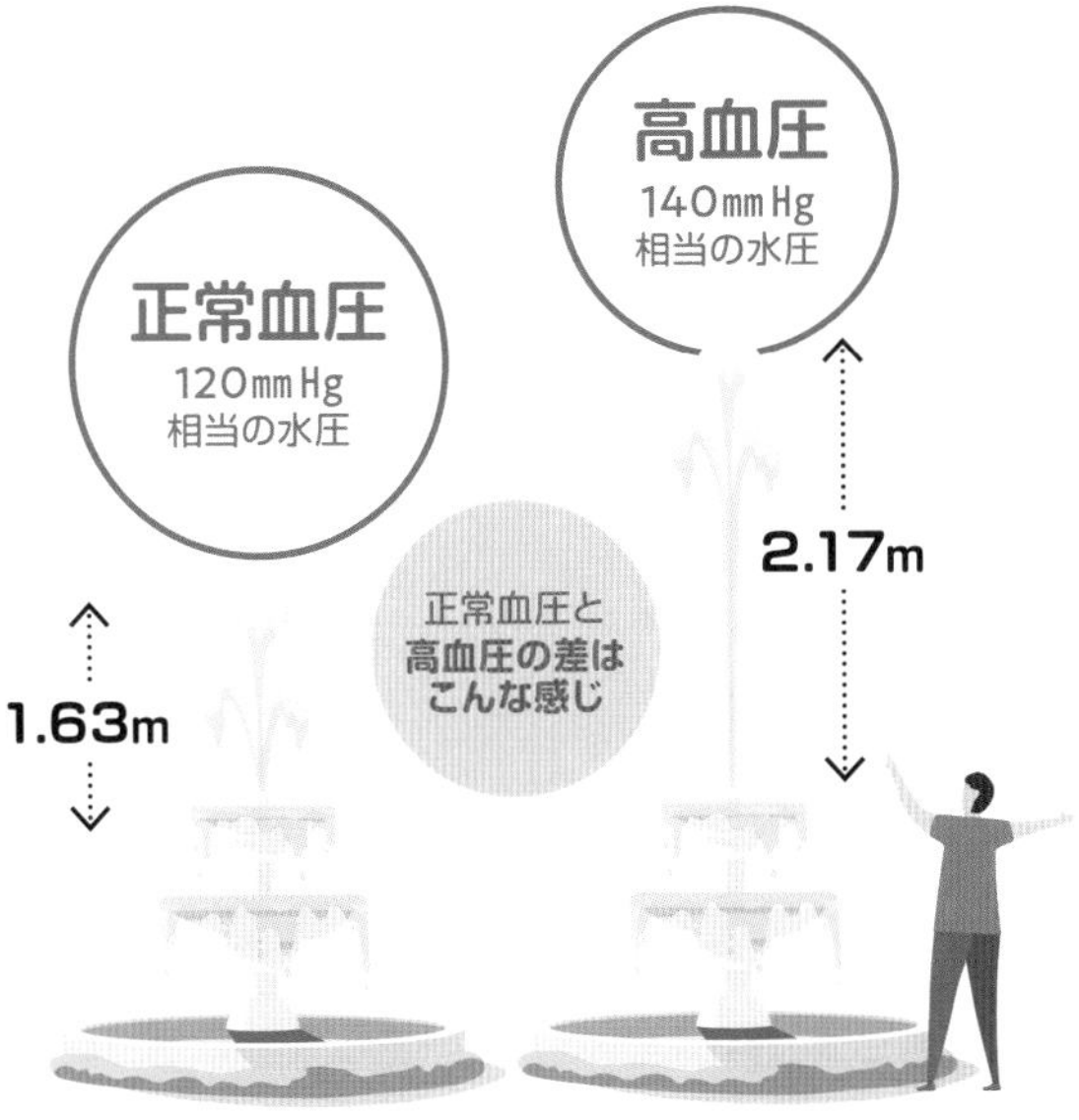

血圧には2つある 上下の差が大きいほど危険

血圧を測ると2つの血圧が表示されますね。一般的には「上の血圧」「下の血圧」といういい方もします。

心臓がギュッと収縮して血液が勢いよく流れ出し、血管にもっとも大きな圧力がかかったときの血圧を「収縮期血圧（最高血圧、上の血圧）」といいます。また、心臓に血液が戻ってきて膨らみ、血液の流れがもっともゆるやかになったときの血圧を「拡張期血圧（最低血圧、下の血圧）」といいます。

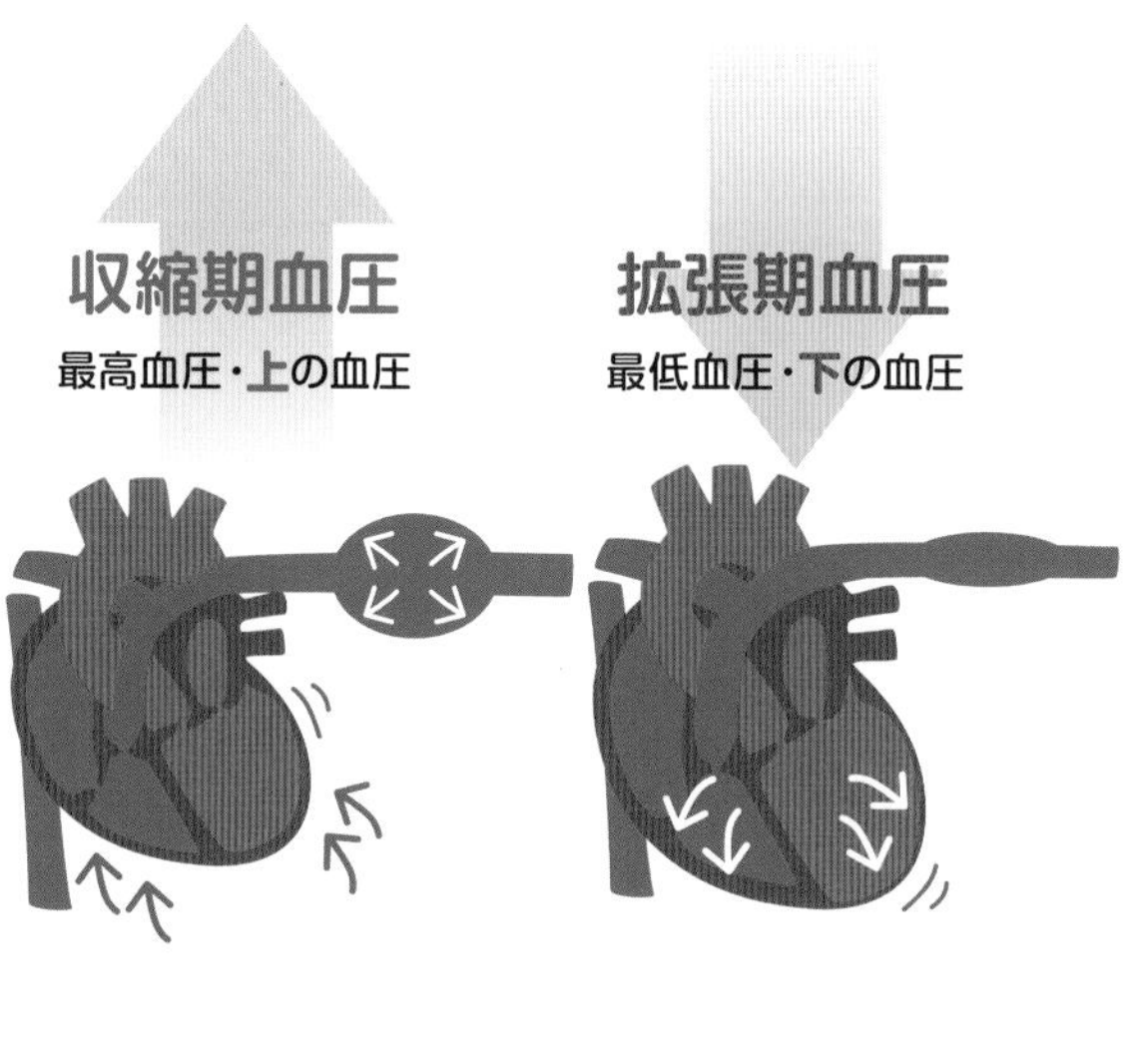

高血圧というと、より数値が大きい上の血圧

＝収縮期血圧を気にする人が多いのですが、一番危険なのは、上と下の差である「脈圧」が大きくなることです。なぜなら、脈圧の差が大きいということは、血流の量に合わせて血管が十分に伸び縮みできていない状態、つまり血管が硬くなって動脈硬化を起こしている状態になっている可能性があるからです。また、脈圧が大きくなればなるほど、心臓の筋肉に負担がかかり、ダメージを受けたり、筋肉が薄く伸びて心臓が肥大化してしまうこともあります。

一般的に、上の血圧＝収縮期血圧は加齢とともに高くなっていきますが、下の血圧＝拡張期血圧は50代をピークに低くなっていく傾向があります。その結果、60歳以上になると脈圧は加齢とともに大きくなっていくのですが、40代、50代でも脈圧が大きい人はいます。

脈圧は、40～60くらいならセーフ。65以上になると脳梗塞や心筋梗塞のリスクが高くなるという報告もあります。

たとえ高血圧ではなくても、脈圧が大きくなると危険です。また、収縮期血圧が高いのも問題ですが、拡張期血圧が上がりすぎたり下がりすぎたりするのも、血管や心臓の異常を示すサインです。

拡張期血圧だけが高くなるのは、大動脈などの大きな血管の弾力性はあるのに、末梢血管が硬くなっている可能性があります。これは、特に生活習慣が乱れている若い人に多く見られる現象です。

血圧は、収縮期血圧だけでなく拡張期血圧も重要です。収縮期血圧ばかり気にして脈圧や拡張期血圧の異常を見逃さないようにしましょう。

高血圧は、全身の血管にダメージを与える

高血圧は、安静状態での血圧が、慢性的に収縮期血圧140㎜Hg以上、または拡張期血圧90㎜Hg以上になる病態です。

血圧は、身体を動かすなど、ちょっとしたことでも上昇し、安静にしていれば下がります。このように一時的に高値になるだけでは、高血圧とはいいません。安静状態での血圧が、慢性的に高い状態を高血圧といいます。

高血圧は、原因がはっきりとはわからない「本態性高血圧」と、原因が明らかな「二次性高血圧」の2つに大きく分けられます。

日本人の高血圧の約90％が本態性高血圧で、遺伝、食塩の過剰摂取、肥満、運動不足、ストレスなど、さまざまな要因が重なって起こります。一方、甲状腺や副腎の病気、心臓や血管の病気など、原因が特定できる高血圧を二次性高血圧と呼び、比較的若い人に多く見られます。

高血圧になると。血管に常に大きな圧力がかかるため、血管の内壁が傷ついたり、弾力が失われて硬くなり、動脈硬化などの血管障害につながります。さらに進行すると、脳梗塞や心筋梗塞といった命にかかわる重篤な病気を引き起こす直接的な要因になります。

高血圧で傷つきやすい血管と疾患

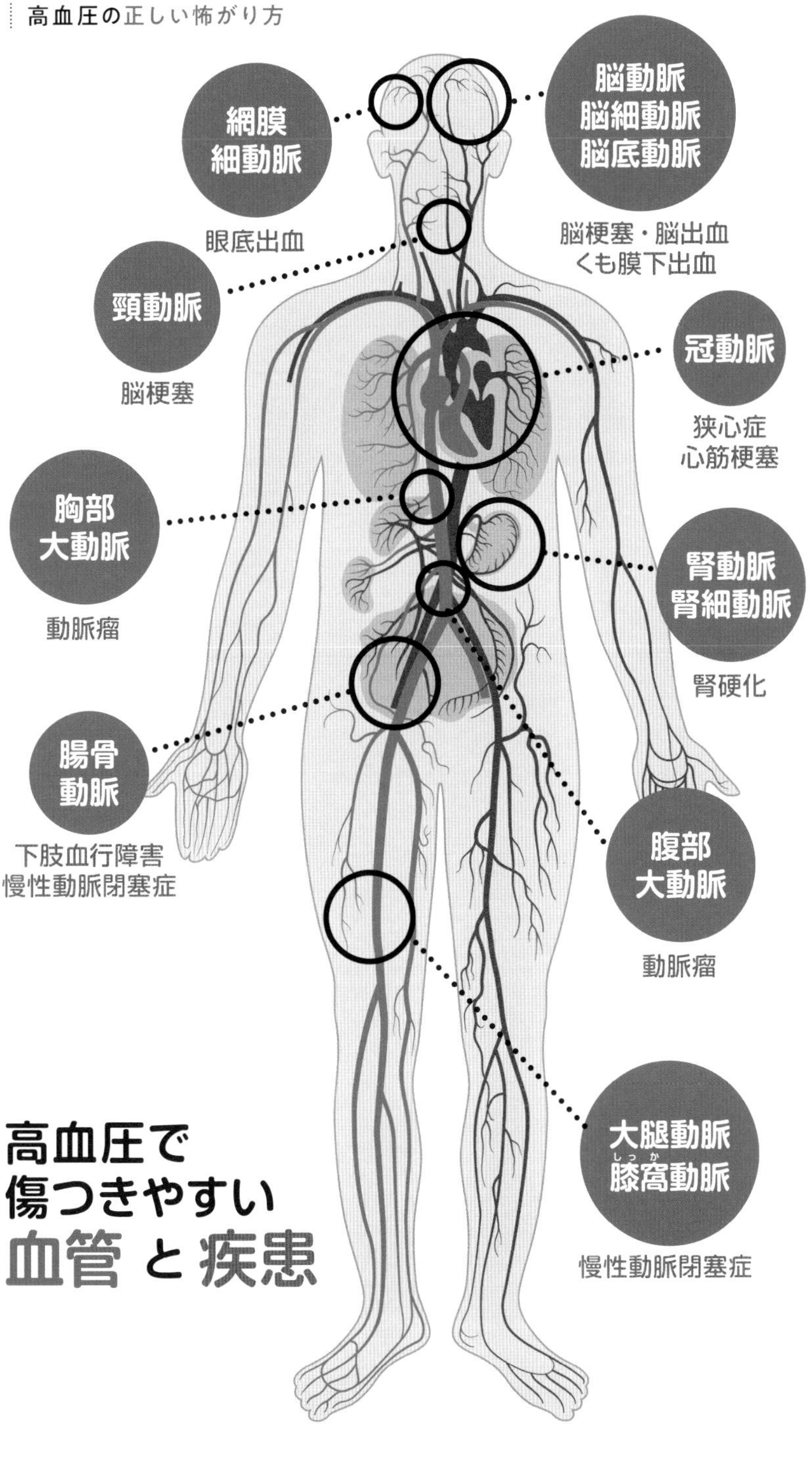

「ちょっと高め」は安全ゾーンではない

高血圧はI度高血圧、II度高血圧、III度高血圧の3つに分類されます。

高血圧はI度、II度、III度と重症度が上がっていくほど脳梗塞や心筋梗塞などの合併症を発症するリスクが高くなります。

しかし、測定値が高血圧未満だからといって、決して安心はできません。

２０１９年、日本高血圧学会が発表している『高血圧治療ガイドライン』が２０１４年以来５年ぶりに改訂されました。それによれば、「正常血圧」は、診察室血圧１２０／80㎜Hg未満。さらに、「正常血圧」と「高血圧」の間に「正常高値血圧」、「高値血圧」という２つのイエローゾーンが設けられており、イエローゾーンの段階からできるだけ早く治療や予防を開始するよう推奨しています。これは、イエローゾーンの人は生涯のうちに高血圧へ移行する確率が高いこと、「正常血圧」の人と比べて脳心血管疾患の発症率が高いということが明らかになっているためです。

したがって、私たちが気にしなければならないのは、高血圧か、高血圧未満かというボーダーラインではありません。血圧は、「正常血圧」よりほんの少し高めなだけでも、その分だけ、動脈硬化をはじめ、心筋梗塞や脳梗塞など脳心血管疾患のリスクが高まるということを、しっかり自覚しておきましょう。

また、『高血圧治療ガイドライン２０１９』では、高血圧治療時の降圧目標の数値も引き下げられています。従来は、若年・中高年・前期高齢者の降圧目標は、診察室で測った収縮期血圧が１４０㎜Hg未満、拡張期血圧が90㎜Hg未満でしたが、それぞれ10㎜Hgずつ引き下げられ、１３０／80㎜Hg未満となっています。また、75歳以上の後期高齢者の降圧目標も、収縮期血圧１５０㎜Hg未満から１４０㎜Hgに引き下げられています。その結果、新たに４５０万人が降圧治療の対象になると推測されています。

「血圧が高めですね」といわれたら、あなたの血管の壁は、心臓から送り出される血液の勢いで、日々ダメージを受け続けている状態です。脳心血管疾患を防ぐためにも一刻も早く血圧を下げるよう心がけましょう。

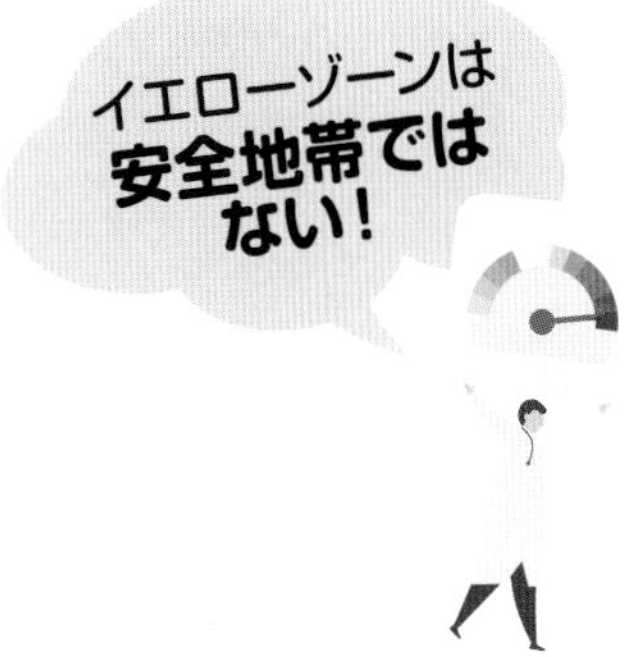

	収縮期血圧	拡張期血圧
安全ゾーン	120未満	80未満
イエローゾーン	120~129	80未満
イエローゾーン	130~139	80~89
レッドゾーン	140~159	90~99
レッドゾーン	160~179	100~109
レッドゾーン	180以上	110以上

(mmHg)

怖いのは「老化」より、生活習慣による「劣化」

成人の3人に1人が高血圧か高血圧予備軍といわれる一方で、70代、80代になっても高血圧にならない人もいます。

100歳以上長生きしている長寿者は、85～99歳の高齢者に比べ、高血圧の割合が約半数であるという報告もあります。では、高血圧にならずに長生きする人と、そうでない人の差は、いったい何なのでしょう?

高血圧の主な原因は、加齢とともに血管が硬くなり、弾力性が失われていくことです。「人は血管とともに老化する」といわれるように、血管、特に動脈は、心臓から血液が送り出されるときに圧力がかかり、加齢とともに硬くなっていきます。こうした動脈の変化は、中高年になってから起こるものと思っている人が多いのですが、実は、赤ちゃんの動脈でも、すでに硬化現象がはじまっています。

血管がしなやかで十分に伸び縮みできる状態なら、心臓から勢いよく送り出される血液の衝撃をうまく吸収し、血流のスピードや血圧を調整できますが、血管が硬くなるとそうはいきません。動脈硬化の進行にともなって血圧が上がり、血管もダメージを受けてさらに硬く、厚くなっていきます。とはいえ、加齢とともに血管が硬くなるのは、誰にでも起こる自然な老化現象です。しかも、その結果起こる血圧の変化は、意外と大きくありません。75歳以上の後期高齢者になっても、収縮期血圧・拡張期血圧ともに、せいぜい若い頃より10㎜Hgほど高くなるくらいです。加齢だけが原因で治療が必要なレベルの高血圧になる可能性は、現実的にはほとんどないといっていいでしょう。

高血圧になるかならないか、その差を生むもっとも大きな要因は、やはり生活習慣です。よくない生活習慣は、自然な老化現象で起こる動脈硬化よりもずっと深刻で厄介な動脈硬化を引き起こします。その典型的な例が、「粥状動脈硬化（アテローム性動脈硬化）」。その名の通り、おかゆのようなドロドロの脂肪が動脈の壁の内側にヘドロのようにくっつき、徐々に隆起して血液の通り道を狭くしてしまう病態です。「粥状動脈硬化」が進行すると血圧が高くなるだけでなく、血管の内壁に血液のかたまり「血栓」ができたり、血管の内壁がただれたりして、血管が詰まってしまいます。このとき、血栓が脳や心臓に飛んでいくと、脳梗塞や心筋梗塞を招きます。

おかゆ状のヘドロは、20～30代から壁にくっつきはじめ、だんだん大きくなって50～60代になると血流を妨げるレベルの隆起となります。そのため、老化現象の1つという考え方もできるのですが、その要因は、偏った食生活や運動不足、肥満、喫煙習慣などですから、自然な老化現象というより、その人自身の生活習慣が生んだ「劣化」というべきでしょう。

自然な老化を止めることは難しくても、劣化なら自分自身でコントロールできます。つまり、高血圧は、早い段階で予防ケアをスタートすれば、決して怖い病気ではないのです。

血管が消えていく⁉ ゴースト血管

近年、高血圧の要因として
動脈硬化と並び、
毛細血管の「ゴースト化」が
注目されています。

私たちの体の中には、全長およそ10万キロメートル、地球2周半分もの血管ネットワークが張りめぐらされており、その99％が毛細血管です。

心臓と直結している動脈や静脈の直径はおよそ2・5センチメートル。500円玉くらいの太さです。この動脈や静脈から枝分かれしてだんだん細くなり、一番末梢に伸びた極細の血管が毛細血管で、その直径はわずか5～10マイクロメートル（1マイクロメートル＝1000分の1ミリメートル）。血液は、赤血球、血小板、白血球といった血液細胞と、血漿《けっしょう》と呼ばれる液体成分でできているのですが、毛細血管は、血球が1個ずつ通るのがやっとの太さです。

動脈や静脈と毛細血管では、その構造も異なります。動脈や静脈は、外膜・中膜・内膜の3層構造で、中膜には平滑筋という筋肉や弾性繊維がギッシリと詰まっているため、滅多なことでは破れたりしません。一方、毛細血管は、血管内皮細胞と呼ばれる細胞が、レンガのようにくっついて壁を形成しているだけの一層構造です。

しかも、毛細血管のレンガの壁は隙間だらけ。この隙間があるおかげで、血液に含まれる酸素と栄養が血管の外に浸み出して血管の外の細胞に届けられ、それと引き替えに不要な二酸化炭素や老廃物が回収されているというわけです。

ところが、加齢や生活習慣の悪化などが重なると、毛細血管のレンガ同士の結合がゆるみ、隙間が大きくなって血液が漏れ出すようになると、毛細血管の形状自体が幽霊のように消失して見えます。この現象を「血管のゴースト化」といいます。

こうして「ゴースト血管」となった毛細血管は、もはや末梢の細胞に酸素や栄養を届けられません。また、白血球などの免疫細胞も体のすみずみに行き届かなくなり、病原体やウイルス、がん細胞などと戦うことができなくなります。そこで、この異常事態を察知すると、心臓は末梢まで血液を送り届けようと、もっと強く心筋を収縮させ、勢いよく血液を押し出そうとします。その結果、高血圧を招く要因になるわけです。

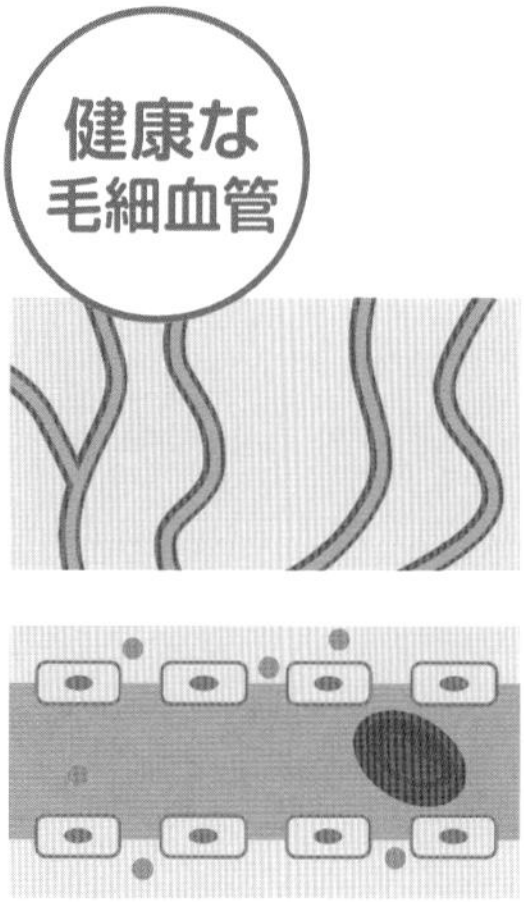

レンガの壁に適度な隙間があり、酸素と栄養が浸み出して外の細胞に届けられます。

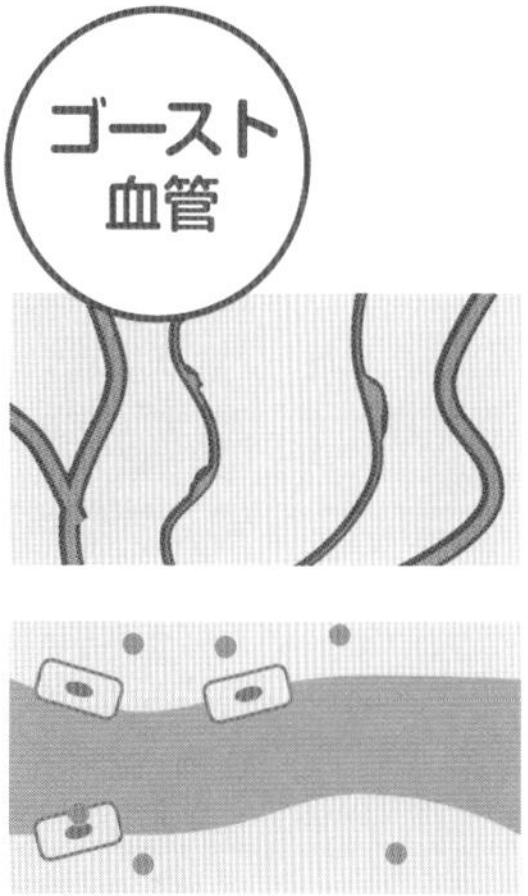

レンガの結合がゆるみ、隙間が大きくなって血液が漏れ出し、血管が消えたように見えます。

本当は、高血圧にも自覚症状がある⁉

生活習慣を見直すとともに、血圧を下げるケアをはじめましょう。

動脈硬化やゴースト血管は、高血圧の要因になるだけではありません。この状態を放置しておくと、さらに血圧が高くなり、動脈硬化が進んで末梢まで十分な血液が行き届かなくなり、毛細血管のゴースト化が進行するという、悪循環がはじまります。ところが、高血圧も、動脈硬化やゴースト血管にも、これといった自覚症状がありません。はっきりした自覚症状があらわれたときには、命の危機に直面しているという、まさにサイレントキラー（静かなる殺人者）です。

ただ、実際には軽い頭痛がする、疲労感や肩こり、息切れが気になるといった、高血圧や血管のトラブルとは直接結びつけにくい症状を感じることがあります。

私たちの体には、たとえ血圧が上がっても脳の血流や血圧を正常な状態に維持して脳を守るシステムが備わっています。したがって、高血圧だけが原因で、激しい頭痛が起きたり、日常生活が送れないほど体がつらくなることはありません。にもかかわらず、軽い頭痛や何らかの不調が気になるとしたら、長期的に高血圧や「血圧が高め」の状態を放置した結果、脳内や心臓、腎臓などで何らかの異常が生じているか、何らかの合併症の兆しかもしれません。

実際、頭痛と高血圧がセットで生じている場合は、脳出血や高血圧性脳症などの重篤な病気のリスクが高いことがわかってきています。

また、詳しくは「パート3」でご紹介しますが、認知症の背景には、かなりの確率で動脈硬化とゴースト血管が隠れているといわれています。

ですから、すでに高血圧と診断されている人、血圧が高めの人で、特に思いあたる理由もないのに頭痛や肩こり、息切れなどを感じるとしたら、「年齢のせい」「疲れているせい」などとあなどるのは危険です。かといって、怖がりすぎてストレスをためこむのも危険です。

できるだけ前向きな気持ちで、高血圧からのサイン、あるいは予防のきっかけと受け止め、生活習慣を見直すとともに、本書でご紹介するような血圧を下げるケアをはじめましょう。

高血圧の危険度チェック

- □ めまいや耳鳴りを感じることがある
- □ 疲れや息切れが気になる
- □ 手足が冷える
- □ 疲れやすくなったと感じる
- □ 睡眠不足が続いている
- □ コレステロール値が高い
- □ 家族に高血圧の人がいる
- □ たばこを吸う
- □ お酒を毎日飲む
- □ 食事の味つけは濃いめが好き
- □ 運動不足だ
- □ 肥満気味だ
- □ 夜間の排尿回数が増えた
- □ 動脈硬化や狭心症などの持病がある

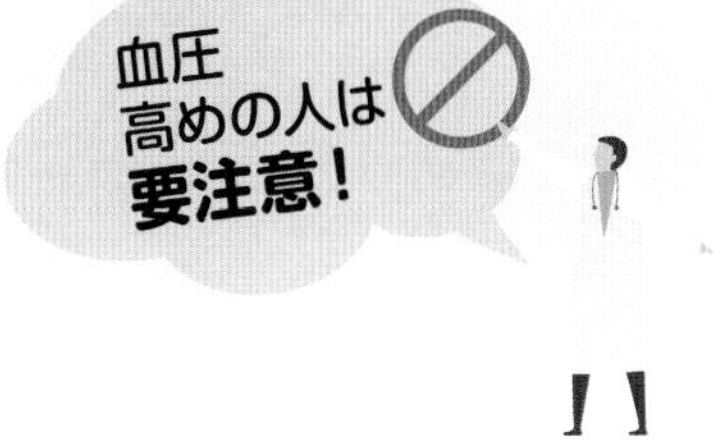

血管には、血圧を下げる能力が備わっている！

交感神経は血圧を上げる働きを、副交感神経は血圧を下げる働きを持っています。

先ほど、私たちの体には、たとえ血圧が上がっても脳の血流や血圧を正常な状態に維持して脳を守るシステムが備わっている、とお話ししましたが、血管そのものにも血圧を調整する能力が備わっています。

1つは、自律神経による調整力です。基本的に、交感神経は血圧を上げる働きを、副交感神経は血圧を下げる働きを持っています。そして、頸動脈（頸動脈洞）や大動脈（大動脈弓）には血圧の変化を感知するセンサー「圧受容器」があり、ここで血圧の変化を感知すると、血圧調節の中枢機関である脳の「延髄」に信号が送られ、血圧が調整されます。

たとえば、血圧が下がると交感神経が興奮し、神経終末からノルアドレナリンが放出され、血管収縮、心拍数上昇、心臓の収縮力の増強といった反応が起こり、血圧が上昇します。

逆に、血圧が上がると副交感神経（迷走神経）が興奮し、アセチルコリンが放出され、心拍数の低下、心臓の収縮力の減衰といった反応が起こり、血圧が低下します。

また、近年、高血圧の救世主として注目されているのが、体のあらゆるところで発生しているガスNO（一酸化窒素）です。

NOは、窒素（N）と酸素（O）が結合したもので、大気汚染の原因物質として知られているため、有害ガスのようなイメージがあるかもしれません。ところが、米国UCLA医学部のルイス・J・イグナロ博士らの研究で、体内で発生するNOは、私たちの健康を左右する重要な働きをしていることを発見。ルイス博士らは、1998年にこの研究でノーベル賞を受賞しています。

NOは、体内のあらゆるところで産出され、神経伝達のメッセンジャーとなったり、腸内環境を整えたり、ときには病原菌やウイルスを死滅させ炎症を防いだりと、体の機能を正常に保つさまざまな働きをしています。

しかし、ここで注目したいのはNOは血管内皮細胞からも生産されるということ。なんと、血管を拡張して血圧を下げる働きをするのです。

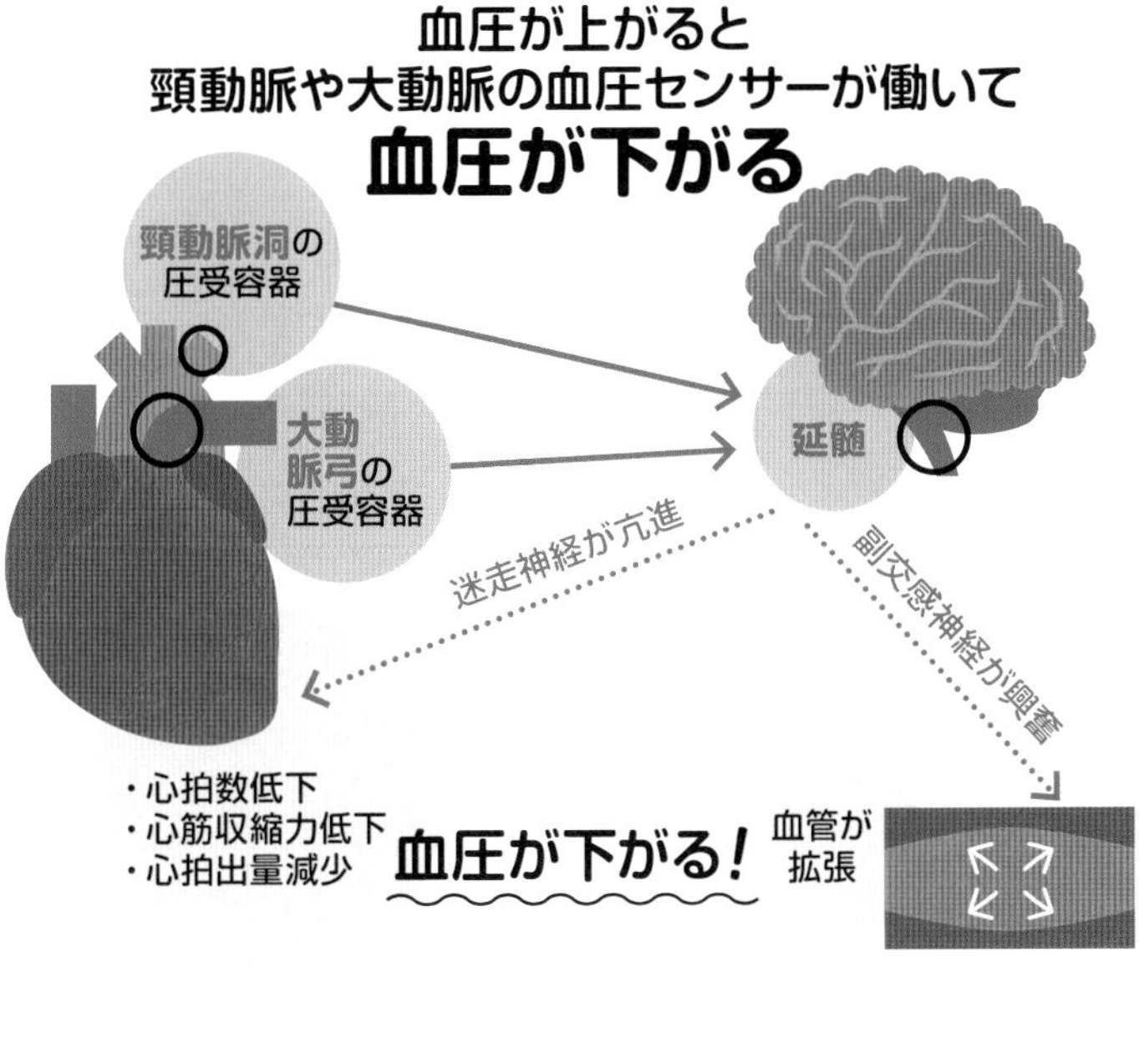

血圧を下げる救世主「NO」とは？

NOは、血管を健康に保つためのさまざまな働きをします。

毛細血管以外の血管は、外膜・中膜・内膜の三重構造になっていて、中膜は薄く伸びた平滑筋などの繊維でできています。特に動脈は平滑筋層が厚いため、血流量に合わせてしなやかに収縮することができます。

残念ながら、この平滑筋も体の筋肉と一緒で加齢とともに硬くなっていくのですが、血管内膜の表面を覆っている血管内皮細胞は、血圧を調整するためのさまざまな物質を分泌しています。そのうちの1つが、血圧を下げる救世主として注目されている「NO（一酸化窒素）」です。

NOは、中膜にある平滑筋の緊張をゆるめてやわらかくすることで血管を拡張し、血圧を下げます。それだけではありません。血栓がつくられるのを防いだり、炎症を抑制したり、免疫力を強化したりと、血管を健康に保つためのさまざまな働きをします。血管の健康は、いかにたくさんNOを生産して放出できるかにかかっているといってもいいでしょう。

ところが、血管内皮細胞のNO生産力は、血管老化とともにどんどん減少していきます。これも、加齢とともに血管が硬くなり、動脈硬化や高血圧を発症しやすくなる要因の1つです。

では、どうすればよいのでしょう？

血管内皮細胞は血管内を流れる血液の刺激によってＮＯをたくさん生産し、放出しますから、血流をよくしておくことが基本です。そのためには、日頃から適度な運動をし、ＮＯの生産を促す栄養素をしっかり摂取するよう心がけましょう。

ただし、ＮＯはガスですから、せっかく放出されても数秒ほどで消失してしまいます。したがってたまに運動をするだけとか、三日坊主で終わってしまうような運動法、食事法では、すぐまたＮＯ不足に陥ってしまいます。無理なく続けられる自分に合った運動法や食事法を選び、継続的にＮＯをたくさん生産できるよう心がけていきましょう。

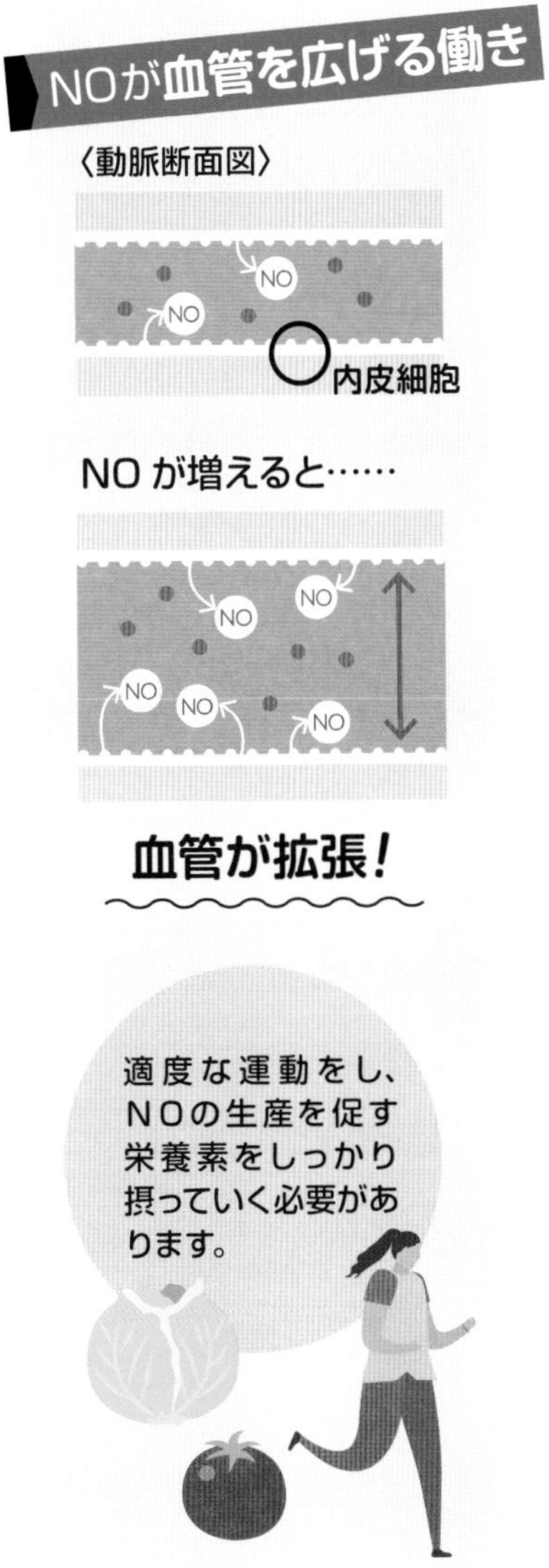
NOが血管を広げる働き
〈動脈断面図〉
NO
NO
内皮細胞
NOが増えると……
NO
NO
NO
NO
NO
血管が拡張！
適度な運動をし、NOの生産を促す栄養素をしっかり摂っていく必要があります。

改めて考えておくべき、「高血圧でかさむ医療費」問題

いきなり世知辛い話になりますが、高血圧になった場合の医療費について考えたことはありますか？

厚生労働省の「平成29年度国民医療費の概況」によれば、65歳以上の医療費でもっとも多い36・6％を占めているのが高血圧とその結果である病気（高血圧、虚血性心疾患、脳血管疾患など）です。また、高血圧性疾患の医療費は1人あたり45～64歳が1万3963円なのに対し、65歳以上になると、4万7394円に跳ね上がります。

また、東北大学が2010年に発表した調査結果（「生活習慣・健診結果が生涯医療費に及ぼす影響に関する研究」）によれば、40歳男性の生涯医療費は、正常血圧の人の場合は1334万円なのに対し、高血圧の人は1710万円と、正常血圧の人に比べて生涯で約376万円も多くかかってしまうことになります。「老後資金が2000万円足りない」といわれる中、これは決して無視できない金額といえるのではないでしょうか？

人生100年時代を健康で経済的にも余裕を持って生き抜くためには、「血圧を下げるケア」は必須課題の1つといえるのです。

Part 2

気をつけたい「隠れ高血圧」たち

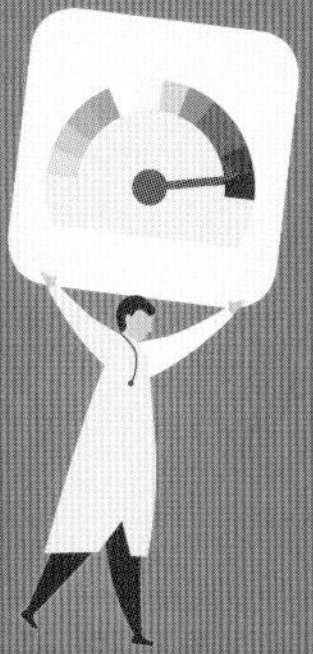

高血圧は隠れ上手!

測定した時間帯や環境によって血圧が大きく変動するというのは、それだけでもとても危険なことです。

「白衣高血圧」という言葉を聞いたことはありませんか？　病院などで医師や看護師など、白衣の医療関係者の前で緊張したり、「高い数値が出たらどうしよう」などと不安になってしまい、通常よりも高い数値が出てしまう人が少なくありません。そこで、このような現象を「白衣現象」と呼び、その結果、正常血圧の範囲を超えて高い数値が出た場合は「白衣高血圧」と呼びます。

この白衣高血圧で問題なのは、緊張によって

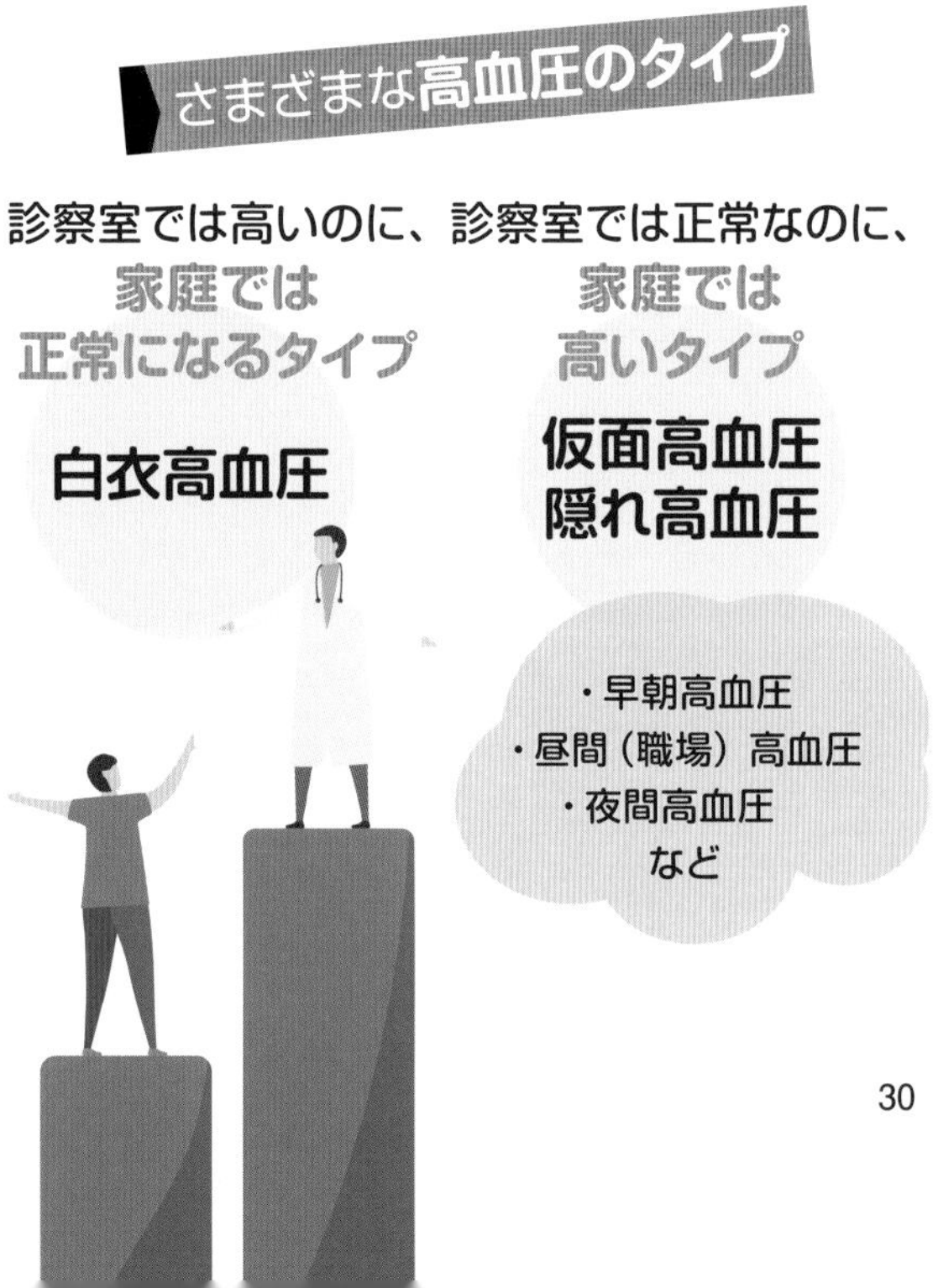
さまざまな高血圧のタイプ
診察室では高いのに、
家庭では
正常になるタイプ
白衣高血圧
診察室では正常なのに、
家庭では
高いタイプ
仮面高血圧
隠れ高血圧
・早朝高血圧
・昼間（職場）高血圧
・夜間高血圧
など

一時的に急上昇した結果なのか、いつ測っても高い数値が出るのか判断しにくいということです。たとえ一時的に急上昇したのだとしても、精神的ストレスだけで正常血圧の範囲を超えるほど急上昇するなど、測定した時間帯や環境によって血圧が大きく変動するというのは、それだけでもとても危険なことです。そのまま常に高血圧な状態が持続して、本物の高血圧（持続性高血圧）に移行してしまう可能性もあるため、ただ単純に「白衣高血圧だから大丈夫だろう」とはいえないのです。

逆に、医療機関で測ると140㎜Hg未満なのに、自宅で測ると135㎜Hg以上の高い数値が出る場合は、「仮面高血圧」あるいは「隠れ高血圧」と呼びます。

実は、普段から血圧が高めな人はもちろん、正常な人でも、あるタイミングで血圧が急上昇する「血圧サージ」という現象が起こることは少なくありません。たとえ一時的にでも血圧が急上昇すると、血管に大きな負担がかかり、脳梗塞や心筋梗塞などを引き起こす可能性もあるためとても危険です。

そこで、近年では医療機関の診察室で測る血圧を「診察室血圧」、家庭で測る血圧を「家庭血圧」と呼び、定期的に家庭血圧を測っておくことが推奨されています。特に、早朝に急激に高血圧になる「早朝高血圧」を発見するには、家庭で血圧を測るしかありません。

一般的に「診察室血圧」は、「家庭血圧」より5～10㎜Hg高めになるケースが多いことから、『日本高血圧治療ガイドライン』でも、正常血圧からⅢ度高血圧までの分類のすべてにおいて「診察室血圧」と「家庭血圧」の基準値をそれぞれ別に設定しています。

血圧変動のパターンを知っておこう

血圧は、体内時計のリズムに合わせ、上がったり下がったりを繰り返しています。

血圧はもちろん、体温や心拍、血糖値、そして自律神経(交感神経と副交感神経)など、ヒトが健康に生きるために必要なあらゆる生理機能は、1日24時間周期で時を刻む体内時計のリズムに合わせ、上がったり下がったりを繰り返しています。

睡眠中は副交感神経が高まって血圧も昼間より10〜20%低くなりますが、早朝になると1日の活動に備えて交感神経が高まり、血圧も徐々に上昇。夕方から夜にかけては再び副交感神経が高まって血圧も下がっていきます。これを血圧の「日内変動」と呼びます。

血圧はその時々の心身の状態によってとても細かく変動します。たとえば、食事をしたり、トイレに行って排泄するだけでもほんの少し上がっては下がっていきますし、運動や入浴、精神的ストレスでも、細かく上下します。

喫煙や過度の飲酒がよくないといわれるのも、血管がキュッと収縮して血圧が上がってしまうから。特に喫煙は、喫煙30分で約10〜20㎜Hg上昇するといわれていますから、たとえば普段の血圧が130/80㎜Hgの人が喫煙をすると、140/90㎜Hg以上に上昇した状態が30分続く計算です。1日1箱(20本)吸う人なら、20

本×30分＝600分。つまり1日のうち延べ10時間は高血圧の状態で過ごしていることになります。そう考えると、喫煙がいかに体によくないか、よくわかりますよね。

また、意外と見落としがちなのが、気温の変化です。寒い冬は血管が収縮して血圧が上がりやすく、暑い夏は血管が拡張して血圧が下がりやすくなります。冬の場合、温かい室内から寒い廊下やトイレへ行くとき、温かい浴室から出るときなども、血圧が急上昇しやすいので、もともと血圧が高めの人は十分に注意する必要があるでしょう。

危険な急上昇が起こりやすいのは、血圧が急上昇しやすい条件が、いくつも重なってしまったときです。血圧変動の条件やタイミングをよく理解して、血圧の急上昇を防ぐようにしたいものです。

危険な急上昇を招く条件

- ◎ 喫煙
- ◎ 過度の飲酒
- ◎ 過剰なコーヒー摂取
- ◎ 塩分の多い食事
- ◎ ストレス
- ◎ 通勤ラッシュ
- ◎ 寒暖差
- ◎ 肥満
- ◎ 運動不足
- ◎ ハードワーク
- ◎ 睡眠不足（睡眠障害）
- ◎ 動脈硬化、心臓病、腎臓病、糖尿病などの持病（がある人）
- ◎ 遺伝的体質　など

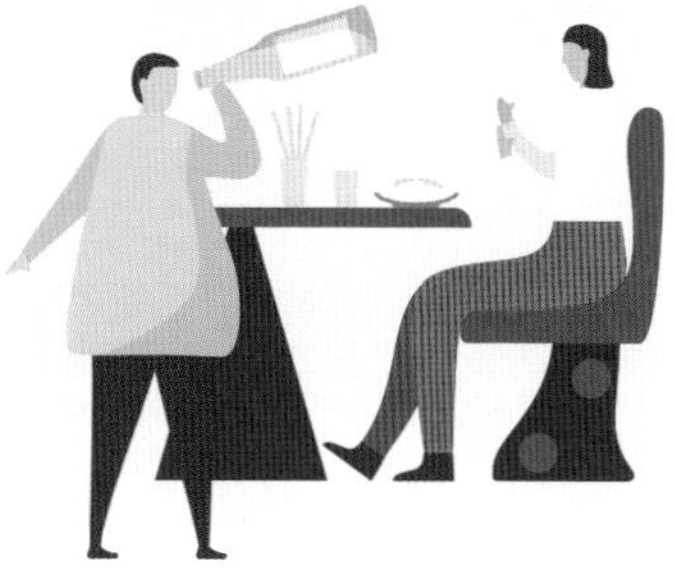

もっとも危険なのは「早朝高血圧」

心筋梗塞や脳梗塞の発作がもっとも起こりやすいのは起床後1時間以内という報告もあります。

診察室では正常なのに、家庭では高くなる仮面高血圧(隠れ高血圧)の中でも、もっとも危険なのは、「早朝高血圧(モーニングサージ)」です。

早朝は、1日の活動に備えて交感神経が活発になるため、健康な人でも血圧が上昇します。ところが、その上昇率が急激で危険なレベルにまで達してしまう人や、血圧が下がるはずの夜になっても血圧が高いままで、そのまま早朝に血圧がピークを迎えてしまう人もいます。

早朝高血圧は、昼間に医療機関で「診察室血圧」を測るだけでは発見できません。実は、早朝高血圧が注目される大きなきっかけの1つになったのは、血圧測定装置を24時間体につけておき、30分~1時間ごとに血圧を測定するABPM(Ambulatory Blood Pressure Monitoring／24時間自由行動下血圧測定)の普及と、家庭血圧計の普及です。以降、家庭血圧を測ることの重要性がますます注目されるようになりました。最近は外来診療時に家庭血圧の記録を参考にしながら高血圧の治療を進めるケースも多くなっています。

降圧薬を服用している人の場合、夜に飲んだ薬の効力が失われてしまい、早朝に急上昇してしまうことがあります。

また、早朝は、睡眠中の発汗などで血液が濃縮されているため、血管の中に血栓ができやすくなる時間帯でもあります。実際、心筋梗塞や脳梗塞の発作がもっとも起こりやすいのは起床後1時間以内という報告もあります。

家庭血圧を定期的に測ることで、早朝高血圧はもちろん、夜間に寝ている間の血圧が高い「夜間高血圧」、昼間に高くなる「昼間高血圧（職場高血圧、ストレス下高血圧）」など、さまざまな仮面高血圧（隠れ高血圧）を発見することができます。最近は、家庭血圧計の性能が向上し、眠っている間に夜間血圧を測定できるものもあります。気になる人は、家庭血圧を測定したうえで専門医を受診してみましょう。

仮面高血圧の日内変動例

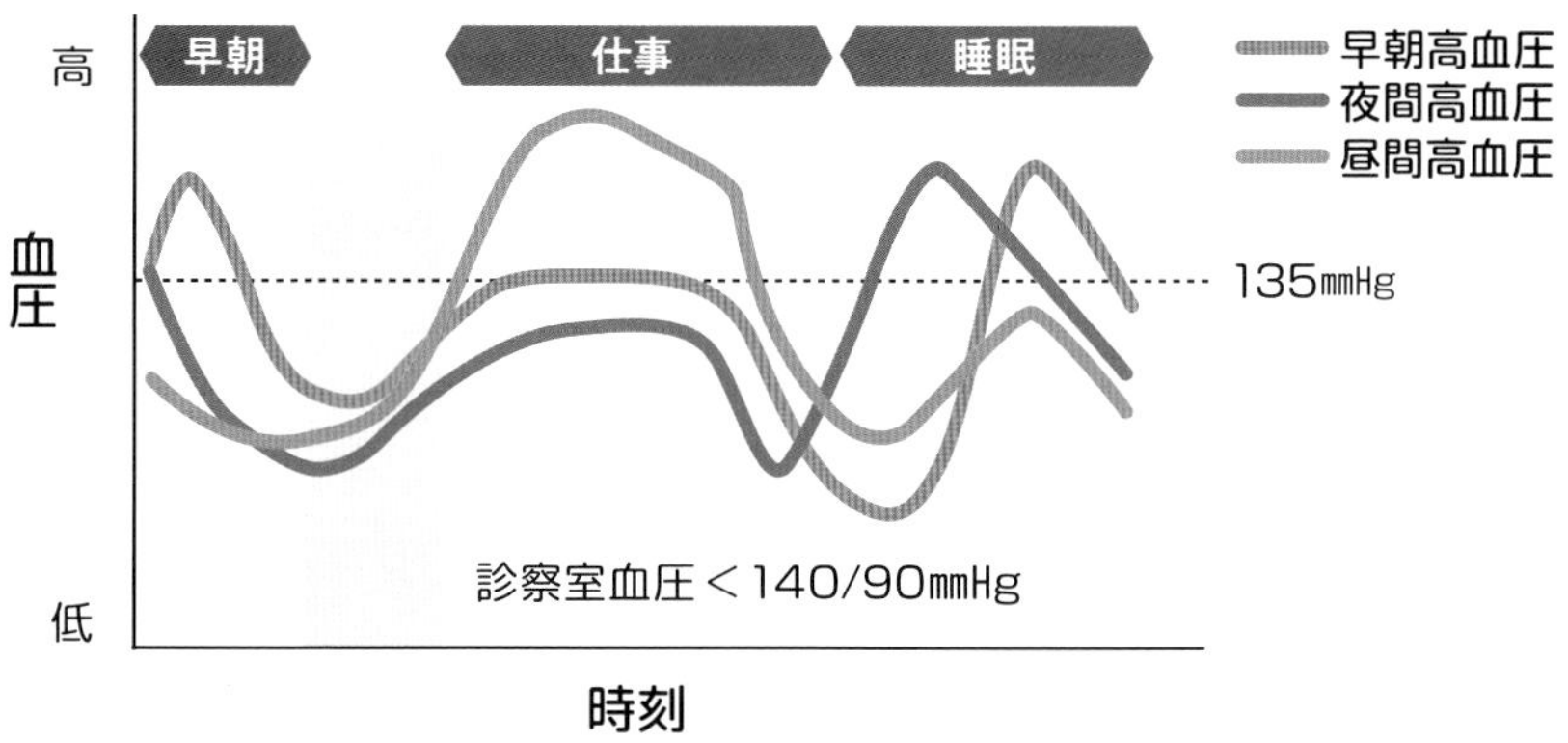

Kario K, et al. Clinician's Manual on Early Morning Risk Management in Hypertension. Science Press; 2005

隠れ高血圧は、普通の高血圧より脳心血管疾患のリスク大！

発見されにくい「隠れ高血圧」は、早期治療の妨げとなり、さまざまなリスクを増大させます。

米国・コロンビア大学のトーマス・ピッカリング教授の研究報告によれば、心筋梗塞や脳梗塞などの脳心血管疾患のリスクは、通常の慢性的な高血圧＝持続性高血圧より、早朝高血圧や夜間高血圧などの隠れ高血圧(仮面高血圧)のほうが高いことがわかっています。

正常血圧の人が脳心血管疾患になるリスクを1とすると、持続性高血圧の人のリスクは2・94倍、隠れ高血圧は3・86倍にものぼるそうです。

また、自治医科大学が外来通院中の患者を対象に行った研究では、持続性高血圧に加え早朝高血圧があると、持続性高血圧だけの患者より脳出血・脳梗塞・くも膜下出血などの脳血管疾患のリスクが2・5倍も高くなることがわかっています。

ストレスが原因の昼間高血圧もあなどれません。1995年に起きた阪神・淡路大震災では、震災後に38人が脳心血管疾患で亡くなっており、そこにはストレス下高血圧が大きく関係しているといわれているのです。

では、なぜ、早朝高血圧や夜間高血圧、昼間高血圧になってしまうのでしょう。

早朝高血圧の場合、飲酒や喫煙、持続時間の不十分な降圧薬などの影響が指摘されています。一方、夜間高血圧の場合、自律神経の乱れ、睡眠時無呼吸症候群（ＳＡＳ）、抑うつ、認知機能の低下などが要因になると指摘されています。

昼間高血圧（ストレス下高血圧）・職場高血圧は、いうまでもなくストレスが要因なわけですが、肥満の人、家族に高血圧の人がいる場合に多いといわれています。

隠れ高血圧と持続性高血圧の要因はほぼ同じなのに、なぜ隠れ高血圧のほうが脳心血管疾患のリスクが大きくなるのかは解明されていません。ただ、「隠れ高血圧は家庭血圧を測らないと発見されにくい」ということが、早期治療の妨げとなり、さまざまなリスクを増大させていることは、容易に想像できます。

隠れ高血圧は、決してひとごとではありません。たとえば、パソコンはもちろん、スマートフォンやタブレットなどの端末が普及した昨今、休みの日には、深夜や明け方まで動画を見たり、ゲームをしたりして、昼夜逆転した生活をする人がますます増えています。

「昼間眠っているから大丈夫」と思っているかもしれませんが、昼間に睡眠をたっぷりとっても、夜間の睡眠のように交感神経が十分に低下しません。そういう生活をしていると、体内時計の狂いを招き、睡眠トラブルを引き起こしたり、睡眠中も血圧が下がらない夜間高血圧と似た異常な血圧変動を招くケースが多いといわれています。

隠れ高血圧を見逃さないためにも家庭血圧を測定しよう

家庭血圧を**定期的**に測ることで、さまざまな隠れ高血圧を発見することができます。

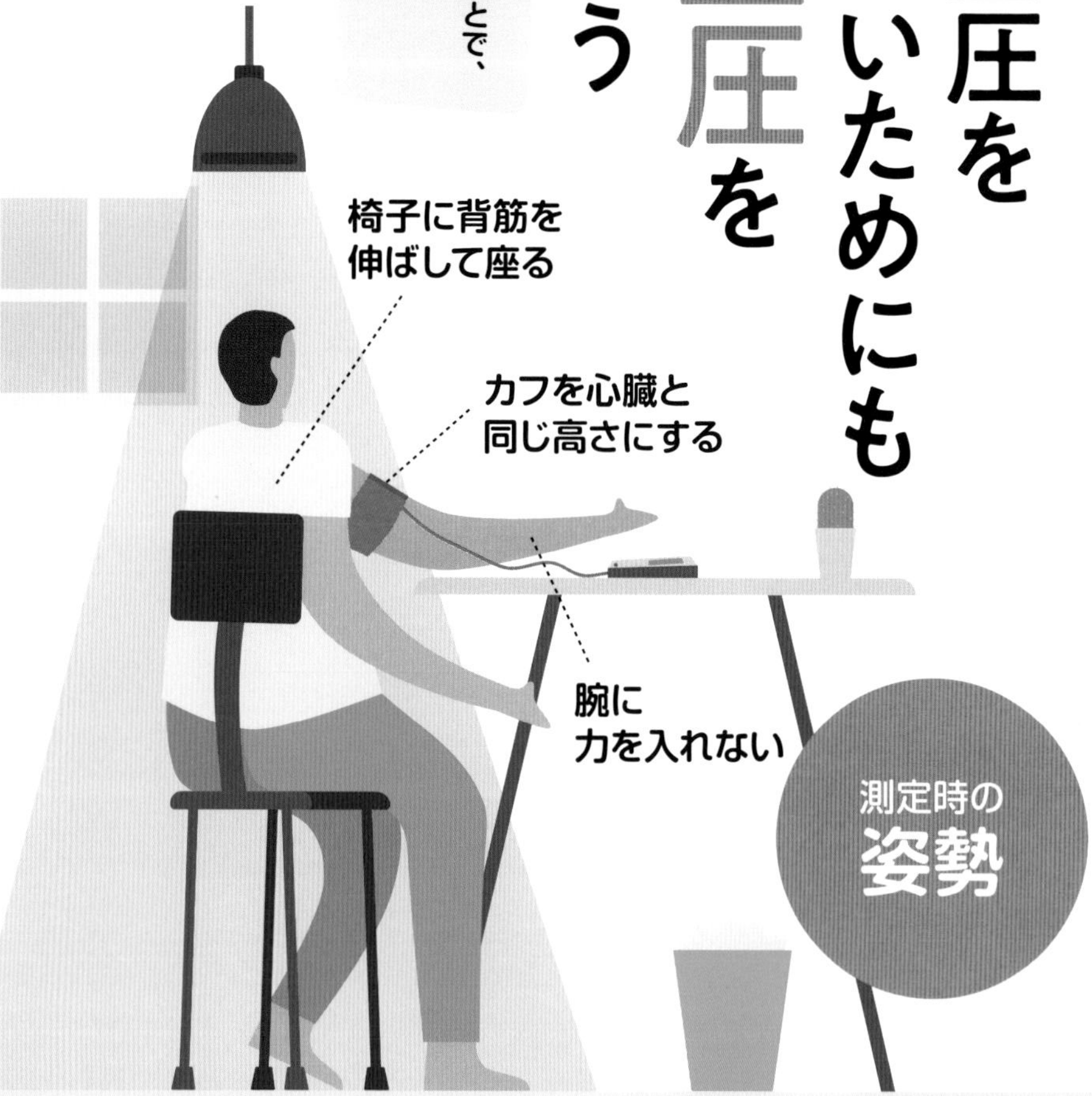
椅子に背筋を伸ばして座る
カフを心臓と同じ高さにする
腕に力を入れない
測定時の姿勢

一番重要なのは、測るタイミングや環境

以下のルールを守って測るようにしましょう。

1 測定したら必ず記録しましょう

日付や就寝時間、その日の体調、その日の気温などもメモしておくと、血圧が変動した場合の原因を探る手がかりになります。

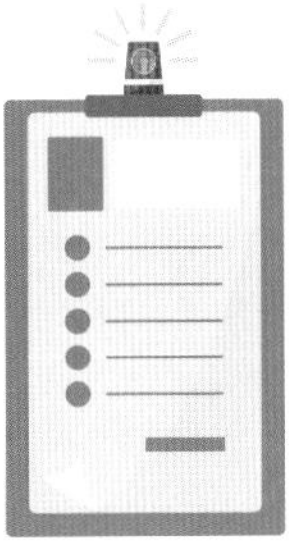

2 1日2回、朝と夜に測りましょう

早朝高血圧や夜間高血圧を発見するためには、朝と夜１日２回測るのが基本です。

朝
- 起床後１時間以内に
- 朝食前、排尿を済ませる
- 降圧薬を服用中の場合は、服用前に
- １～２分安静にしてから測りましょう

夜
- 就寝前に
- 排尿を済ませる
- 1～2分安静にしてから測りましょう

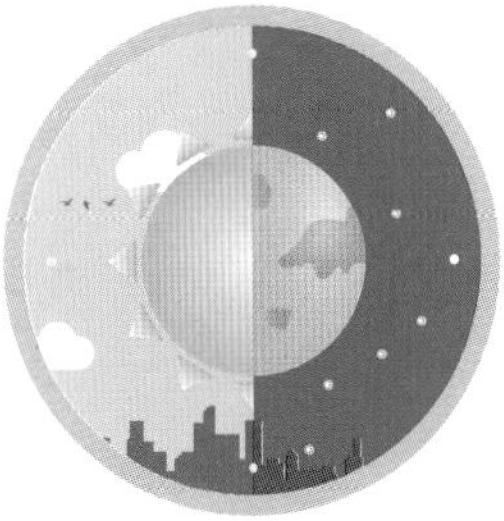

3 原則として朝晩ともに複数回測定し、平均値か全測定値を記載しましょう

※食後や入浴の後は血圧が上昇します。
食事や入浴は就寝の1～2時間前には済ませておきましょう。
不可能な場合は、その旨を記録しておきましょう。

さまざまなタイプの
家庭用電子血圧計

　最近の家庭用電子血圧計は非常に進化しています。信頼できるメーカーのものを選び、説明書をきちんと読んで正しい測り方をすれば、医療用の電子血圧計と同等の精度を期待できます。家庭用電子血圧計は、手首で測るタイプと、上腕で測るタイプの大きく2つに分けられます。測る位置が心臓と同じ高さでなければ正確な数値を測れないため、できれば上腕で測るタイプを選びましょう。

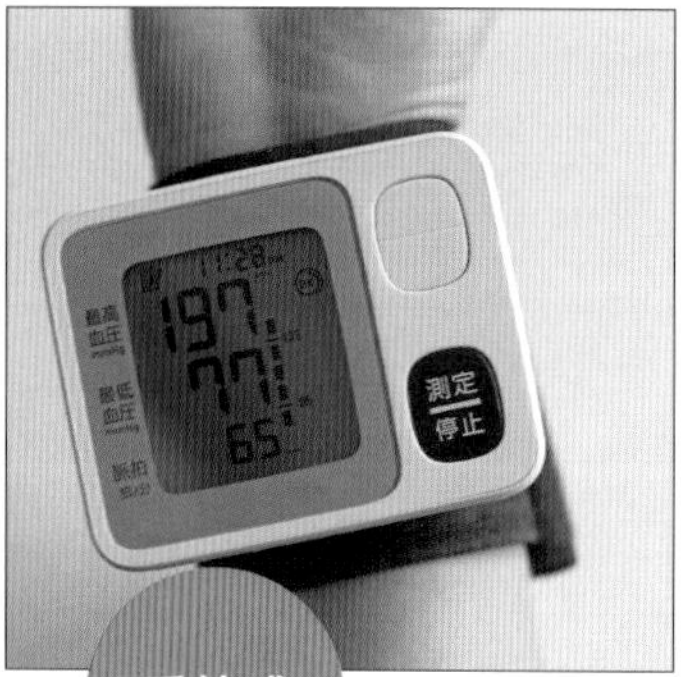

手首式

上腕式
巻きつけ
タイプ

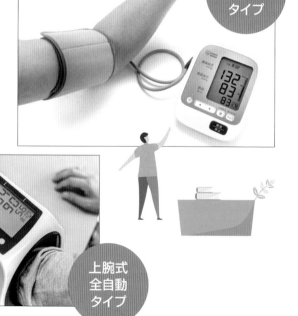

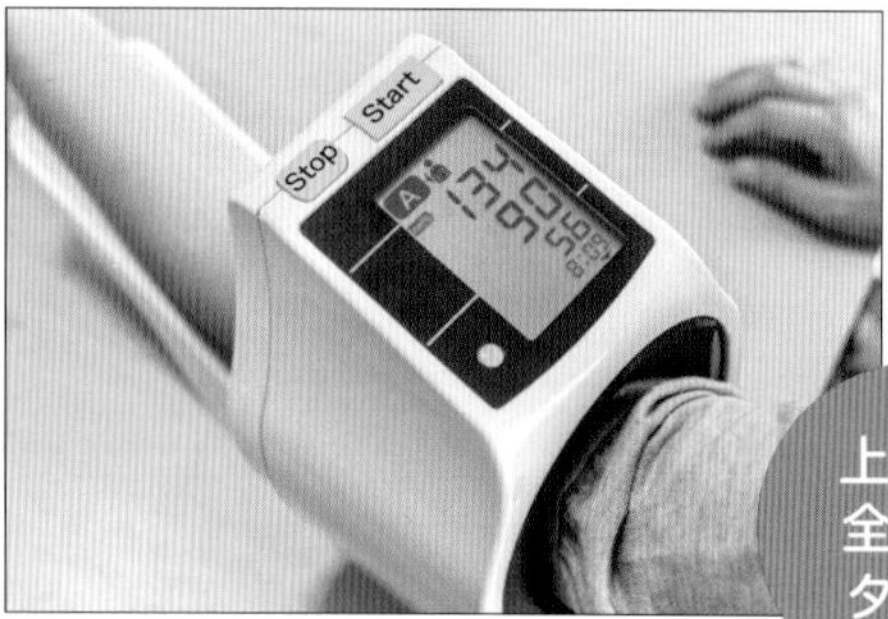

上腕式
全自動
タイプ

Part 3

高血圧を招く
危険因子

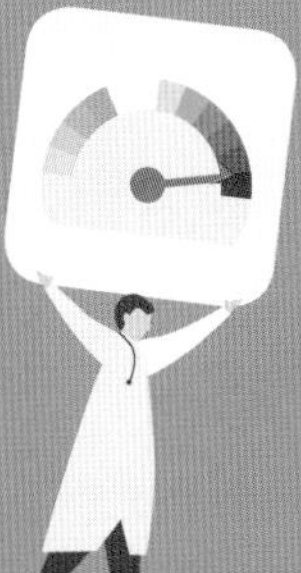

塩分の過剰摂取

塩分の過剰摂取で血圧が上がるのは日本人の約半数。自分に合った減塩法を見つけましょう。

血液の浸透圧を一定に保つため、血流量が増加！

塩分を多く摂るとのどが渇いて水を飲みたくなりますよね。でも、塩分を摂って水をガブガブ飲んだら、顔や体が浮腫んでしまったという経験がある人も多いのではないでしょうか。塩分を過剰に摂ったときは、血管内でもこれと同じことが起きています。

血管内に塩分が増えると、血管内皮細胞は細胞内の水分を放出して血液を薄めます。すると、体内を循環する血液量が増え、血管がパンパンにふくらんで血圧が上がります。

また、血液量が増えると、心臓はより多くの血液を勢いよく血管に送り出さなければならず、疲弊して心不全や心肥大になると、さらに血圧が上がります。また、余分なナトリウムをろ過して体外に排出する腎臓がオーバーワークになって水分やナトリウムを排出できなくなると、さらに血液量が増えて血圧が上がります。

塩分の過剰摂取による高血圧は、この3つの要素が重なった結果なのです。

減塩による降圧効果は下げ止まり？

実は、1950～60年代までの日本は、塩分の過剰摂取による高血圧が多く、その結果脳の血管が破れてしまう脳出血が、1980年までずっと日本人の死因第1位でした。しかし、そんな状況から抜け出そうと国を挙げて減塩と高血圧の予防に取り組んだ結果、脳出血も日本人の塩分摂取量も大幅に減少。塩分摂取量は、ピーク時の15グラム(東北地方は25グラム)からおよそ10グラムにまで減少(厚生労働省『平成30年国民健康・栄養調査の概要』より)しました。それでもまだ成人の2人に1人は高血圧か高血圧予備軍です。減塩による効果の下げ止まりが指摘される中、2020年の『日本人の食事摂取基準』では、1日あたりのナトリウム摂取量(食塩相当量)の目標量がさらに引き下げられ、18歳以上の男性で7・5グラム未満、女性で6・5グラム未満となっています。

自分に合った減塩法を見つけよう

ここで改めて考えたいのは、厳しい減塩をすることが、本当に血圧を下げることにつながるのか、ということです。

そもそも、日本人の約半数は食塩感受性が高くなく、減塩をしても効率よく血圧が下がらないタイプだという研究報告もあります。もちろん、今現在「血圧が高い」人は絶対に減塩しなければなりませんが、ストレスは食塩感受性を高めてしまいますから、「おいしい食事を楽しむ」という食の基本は死守したいものです。

減塩をしてもおいしく食べられる方法や、ナトリウムをうまく排出する方法はたくさんあります。家庭血圧を測定・記録して降圧効果を確かめながら、自分に合った塩分コントロールの方法を見つけていきましょう。

内臓脂肪

「メタボ高血圧」のリスク増大！
内臓脂肪が増えてお腹が出っ張ったら、
減塩よりもまず内臓脂肪を減らしましょう。

塩分の過剰摂取と内臓脂肪は高血圧の二大要因

今でも、高血圧といえば、塩分の過剰摂取を真っ先に思い浮かべる人が多いのではないでしょうか。しかし、日本人の減塩は順調に進み、長い間死亡原因の第1位だった脳出血も、大幅に減少しました。それとバトンタッチするかのように脳梗塞が増加し、脳出血の死亡率を追い越したちょうどそのころ、メタボリックシンドローム（以下、メタボ）という言葉が登場したのです。

みなさんもよくご存じのように、メタボはお腹に内臓脂肪がたまることからはじまります。

内臓脂肪は、脂肪の貯蔵庫であると同時に、糖質や脂質の代謝、血圧、炎症、酸化などをコントロールする生理活性物質（アディポカイン）を合成・分泌する内分泌器官でもあります。そして、内臓脂肪が増えると、血圧を上げる物質をはじめ、血糖値を下げるインスリンの効きを悪くする物質、血液をドロドロにする物質、動脈硬化を促進する物質など、悪玉物質をどんどん分泌していきます。

そのため、いったん内臓脂肪がお腹にたまると、高血糖・脂質異常症・高血圧のうち2つ以上を発症し、その結果、動脈硬化が起きるまではあっという間です。やがて、糖尿病、虚血性心疾患、脳血管疾患、心不全、腎不全などがドミノ倒しのように次々と襲いかかってきます。

塩分の過剰摂取と高血圧がワンセットだった時代は終わり、内臓脂肪型肥満による高血圧がとても増えています。今や、内臓脂肪型肥満は塩分の過剰摂取と並ぶ高血圧の二大要因の1つといってもよいでしょう。

内臓脂肪は、血圧を上げる悪玉物質を分泌する

悪玉物質を次々に分泌する内臓脂肪を減らさない限り、血圧が上がる→動脈硬化が起こる→さらに血圧が上がる→さらに動脈硬化が進む……という悪循環を断ち切ることはできません。

幸い、長い時間をかけて徐々に蓄積していく皮下脂肪と違い、内臓脂肪は食べすぎや運動不足ですぐに蓄積してしまう反面、比較的落としやすい脂肪です。

内臓脂肪がたまってお腹がポッコリしてきたら、なによりもまず、内臓脂肪を減らす努力をしましょう。

1キログラムの減量で、上の血圧である収縮期血圧が1～1・5㎜Hg低くなるといわれていますから、仮に5キログラム落とせばマイナス7・5㎜Hg低下させることができます。

また、日本肥満学会の報告によれば、男女ともBMIが22のときに高血圧、脂質異常症、肝障害、耐糖能障害などのリスクがもっとも低くなり、それ以下でもそれ以上でもリスクが高まります。血圧を測定しながら無理のない範囲で減量していきましょう。

遺伝

食塩感受性は、遺伝子で決まります。でも、遺伝子のオン・オフはあなたの生活習慣にかかっています。

両親ともに高血圧だと、子どもが高血圧になる確率は50%!?

塩分を摂取することで、血圧が敏感に反応して血圧が上昇しやすい「食塩感受性」が高い人と、そうでない人がいます。この食塩感受性は、遺伝によって受け継がれていることがわかっています。

１９９５年に東京大学の研究チームが発表したデータによれば、日本人の約20%が食塩感受性の遺伝子を持っており、30%が環境要因と結びつけば血圧が上がり、残り50%が食塩を摂っても血圧に影響しない人たちです。

また、両親のどちらかが高血圧の場合、子どもが高血圧を発症する確率は約30%、両親とも高血圧の場合、子どもが高血圧になる確率は約50%ということもわかっています。

肥満と塩分の過剰摂取が塩分の排泄促進遺伝子をオフにする

しかし、食塩感受性は、遺伝的要因だけでなく、環境的要因の両方に影響を受けます。

前述の東京大学の研究チームは２０１１年、

肥満や塩分の過剰摂取などの環境的要因があると、交感神経が高まって塩分排泄促進遺伝子の発現が抑制され、高血圧を発症するというメカニズムを解明しました。

つまり、肥満や塩分の過剰摂取というよくない生活習慣は、塩分排泄にかかわる遺伝子をスイッチオフにして身動きできなくします。その結果、塩分が体にたまってしまい、高血圧を発症するというわけです。

このように、遺伝的要因と環境的要因がからみあって病気が生じる現象を「エピジェネティクス」と呼び、現在ではエピジェネティクスをコントロールする治療法や治療薬の開発が期待されています。

両親が高血圧だと、50％の確率で高血圧になってしまうのは、ただ同じ遺伝子を持っているというだけでなく、生活習慣が似ているからかもしれません。同じものを食べ、同じように運動不足な生活をして、同じようなメタボ体型＝内臓脂肪型肥満になると、メタボ高血圧になるのは当然です。

どんな遺伝子を持って生まれたとしても、その遺伝子をスイッチオンにするか、オフにするかは、私たち自身の選択にかかっています。

高血圧になる遺伝子がスイッチオンになったり、塩分を排泄する遺伝子がスイッチオフになったりしないようにするためにも、やはり内臓脂肪型を解消し、塩分を過剰摂取しないようにすることが大切です。

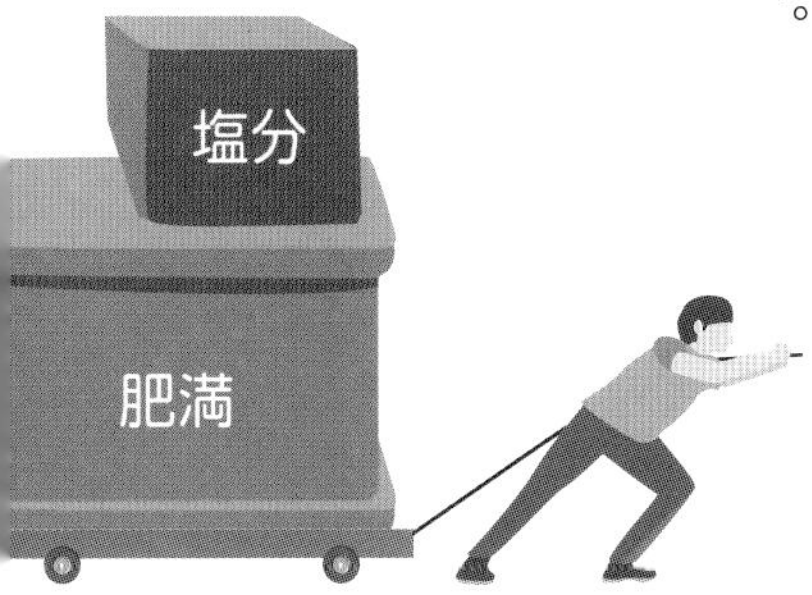

座りっぱなし

座りっぱなしで過ごしていると、それだけでも血圧が高くなります。悪い姿勢も血圧上昇の原因になります。

長時間座りっぱなしだと高血圧の要因に

２０１１年、ＷＨＯ（世界保健機関）は「座って動かない生活は、肥満や糖尿病、高血圧、がんなどの病気を誘発し、世界で年間２００万人の死因になっている」と公表しました。以降、世界各国で座りっぱなしのリスクに関する研究報告が続々と登場しています。２０１２年にはオーストラリアの研究機関が「1時間座っていると余命は22分短くなり、1日11時間以上座っている人は死亡リスクが40%高くなる」と報告。さらに２０１５年にはサンパウロ大学の研究者が「世界で43万人が座りすぎで死んでいる」という、より明確な表現をして話題となりました。

エコノミークラス症候群でも知られるように、座りっぱなしで長時間過ごしていると、血流が悪くなって末梢に酸素や栄養が届かなくなり、血液がドロドロになって血管が詰まりやすくなります。座りっぱなしだと、体の中でもっとも大きい筋肉である太ももの大腿四頭筋が圧迫された状態が続き、糖や脂肪の代謝がうまくいかなくなります。その結果、高血圧や動脈硬化が進んで、立ち上がった途端、血栓が心臓や脳に飛んで心筋梗塞や狭心症、脳梗塞などを起こすケースが少なくありません。

猫背だとさらに血圧が上がる

「立つ、正座する、椅子に座る、横になる」という日常的な姿勢の中で、もっとも血圧が低くなるのは横になった状態。逆にもっとも血圧が高くなるのは立った状態です。立位だと血圧が下がってしまうため、末梢血管が収縮して逆に血圧が上がるのです。ですから、血圧を測るときは姿勢よく椅子に座り、安静にした状態で測ることが大切です。

ただし、椅子に座っていても姿勢が悪いと血圧が上がります。一番よくないのは猫背です。内臓が圧迫されて血圧が上がるほか、内臓を圧迫して呼吸が浅くなることで、さらに血圧が上がります。深い呼吸をすると副交感神経が高まってリラックスし、血圧も下がりますが、呼吸が浅いと交感神経が高まり血圧が上がります。

長時間猫背で座りっぱなしでいるのは、血圧を上げる最悪のパターンです。歩くときも、運動をするときも、よい姿勢を保って必要以上に血圧が上がらないようにしましょう。

運動不足だと、NOが不足して血圧が上がる

「高血圧の救世主」であるNO（一酸化窒素）は、血流の刺激によって血管内皮細胞から分泌されるため、血流が悪いと十分に生産されません。運動不足だと血圧が上がりやすいのは、血流が悪くなってNOが不足することが要因の1つです。座りっぱなしの時間が長い人は、姿勢をよくして座り、1時間に1回は立ち上がって小まめに動くようにするだけでも、不要な血圧の上昇を抑えられます。

ストレス

現代人の生活はストレスだらけ。ストレスによる血圧の急上昇を防ぐには、日頃から血圧を低めにしておくことが大切です。

ストレスは血圧サージの要因になる

ストレスとは「緊張をもたらす事柄や状況」のこと。精神的ストレスと肉体的ストレスがあり、どちらも一時的に血圧を上昇させる要因になります。これはストレスに対抗するための防御反応であり、誰にでも起こります。その典型的な例が、白衣高血圧や昼間高血圧（ストレス下高血圧）です。

たとえば、職場での会議中に精神的ストレスで通常は収縮期高血圧が１４０㎜Hg未満の人が、瞬間的に１８０㎜Hgくらいまで上がることがあります。このように一時的に血圧が上昇する現象を「血圧サージ」と呼びます。

ただし、血管が若くて弾力のある20代くらいまでの若年層の場合、血圧サージはあまり大きなリスクになりません。問題なのは、中年以降、動脈硬化がある程度進行して血管が硬くなり、その内側に「プラーク」と呼ばれるコブのような隆起ができている場合です。血圧サージの急激な圧力でプラークがつぶれ、そこから出た内容物で血液が固まって血栓ができると、脳梗塞や心筋梗塞などの発症につながります。

血圧サージは複数の要因が重なって発生する

血圧サージは異なるリスクがいくつも相乗的に組み合わさって起こります。

たとえば、「前日に塩分やアルコールを摂取した翌朝、仕事でトラブルが発生してショックを受けた」とか、「睡眠不足な状態で喫煙をしていたとき、悪いニュースが入ってきた」といった場合、大きな血圧サージが起こることがあります。精神的ストレスはいつ起こるか予測できません。また、現代人に多いのは、「なんとなく将来に不安を感じる」とか「職場に気に入らない上司がいる」といった、自分自身では解決できないストレスを慢性的に抱えていたりする人です。これらは、血圧が急上昇するほどではありませんが、ほかの環境的要因が加わると、大きな血圧サージにつながることがあります。

そこで、日頃から食事や運動、睡眠、喫煙や飲酒といった生活習慣を見直しておき、精神的ストレスが大きな血圧サージに発展しないようにしておくことが重要なのです。

日頃から血圧を低めにしておくことが大切

血圧が高めで日常的な変動幅が大きいと、動脈硬化のプラークが破裂しなくても、変動幅のインパクトで細い血管がダメージを受けたり、微小循環が悪化し、認知症や心不全、慢性腎臓病、老衰などのリスクが高まります。このようなリスクに対抗するには、大きな血管サージが起きても血管のダメージを最小限にできるよう、日頃から血圧を低めにしておくことが大切です。

二次性高血圧の要因となる病気

二次性高血圧は、初期段階で原因となる疾患を治療すれば高血圧やその合併症を防ぐことができます。

日本人の高血圧の要因の90％は原因を特定できない「本態性高血圧」ですが、残りの10％はほかの病気が原因で起こる「二次性高血圧」です。しかし、実際に二次性高血圧と診断されている患者さんはそれよりも少なく、二次性高血圧の多くが本態性高血圧として治療を受けているのが現状です。二次性高血圧は、その原因となる疾患を治療すれば高血圧やその合併症を改善できる可能性があります。高血圧は長期間治療薬を飲み続ける必要があるため、初期段階で二次性高血圧を発見することが大切です。

次のような場合、二次性高血圧の可能性が高いと考えられます。

- 若いときに発症する高血圧
- 急速に進行した高血圧
- 血圧変動の激しい高血圧
- 電解質異常をともなう高血圧
- 心肥大などの臓器障害の進行が早い高血圧

二次性高血圧の主な原因疾患

◎ **腎実質性**高血圧
◎ **腎血管性**高血圧
◎ **原発性アルドステロン症**
◎ **クッシング症候群**
◎ **褐色細胞腫**
◎ **甲状腺**機能障害
◎ **無呼吸症候群**
◎ 薬剤の副作用で起こる**薬剤誘発性**高血圧 など

Part 4

知っておきたい高血圧の主な合併症

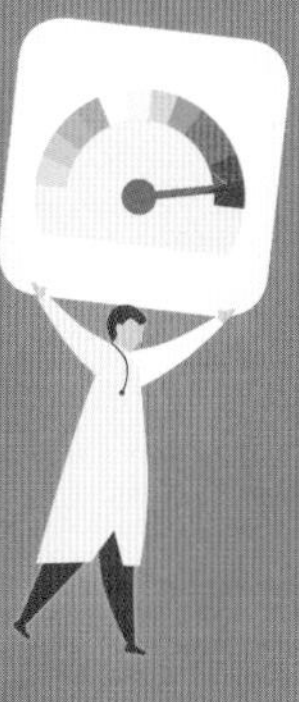

心疾患

高血圧があると、心臓は絶えず強い圧力をかけて血液を送り出さなくてはならず、筋肉が厚くなって心肥大を起こします。さらに高血圧が続き、徐々に心臓は疲弊し、その結果、心臓のポンプ機能が低下し、心不全を起こすようになります。このように、高血圧が原因で心臓に障害の起きた状態を高血圧性心疾患といいます。

さらに、高血圧は冠動脈硬化の危険因子でもあるため、虚血性心疾患も合併しやすく、併発した場合には心機能が一層低下し、左心不全などを発症しやすくなります。

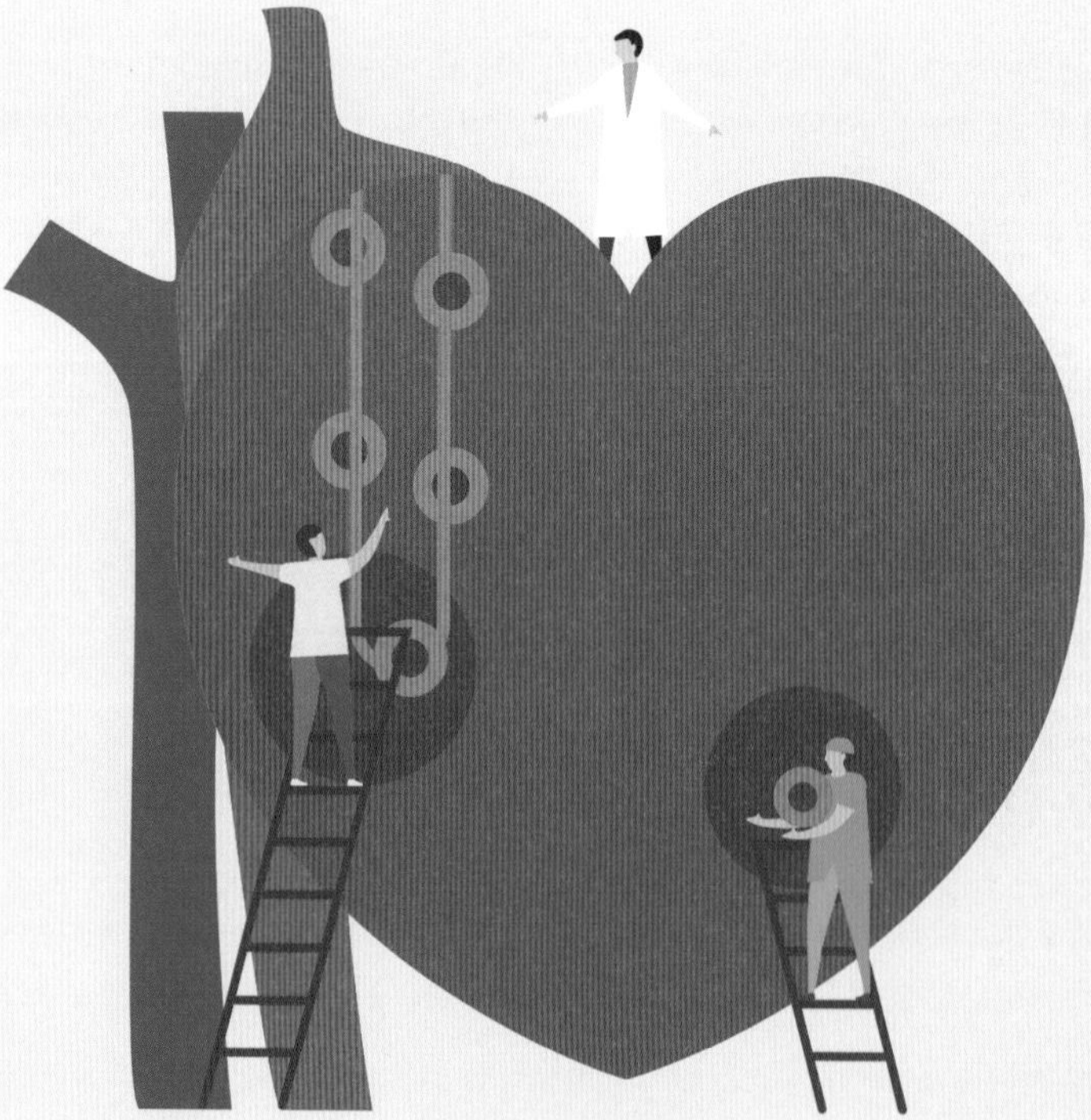

心肥大

血圧で心臓の壁が厚くなり、心臓が大きくなる

ヒトの心臓は1日におよそ10万回も収縮と拡張を繰り返しています。この運動によって心臓の血液は心房から心室へ、左心室から大動脈へと運ばれ、全身に酸素が供給されます。この動脈血は炭酸ガスをもらって再び右心室に戻っていきます。

高い血圧が持続して血管が硬くなってくると、全身に血液を送り出す心臓も、それだけ大きな力が必要になり負担も大きくなります。これに対応するため、心臓の筋肉が発達して厚くなり、心臓全体が大きくなります。これが「心肥大」という状態です。

肥大した心臓は肥大していない心臓に比べると、左心室がせき止められているような状態になるため血圧が上がりやすく、肺に血液がよどみやすくなり、これを拡張不全といいます。このとき、もともとが大きくて伸縮しやすい左心房が、筋肉量が多くなった硬い左心室に代わってさらにどんどん大きくなっていきます。いわば、硬い左心室をやわらかい左心房が代行している状態です。1日に10万回もこの状態で運動が繰り返されるうちに、左心房はだんだん線維化を起こしてきて硬くなっていきます。

心肥大になると、心不全、心室性不整脈、狭心症、心筋梗塞など、ほかの合併症の頻度が増加します。

心不全

息切れや浮腫みが起こり、発症すると悪化と回復を繰り返す

うっ血性心不全ともいわれる心不全とは、心臓が全身に必要量の血液を送り出すことができなくなった状態です。動脈を通じての全身への血液供給や静脈から心臓への血液のくみ上げが難しくなるため、疲れやすい、顔や下肢が浮腫む、食欲がなくなるなどの症状が起こります。多くの場合、肺に血液が滞り、肺での酸素交換が難しくなり、軽作業でも息切れを感じます。

心不全は発症の仕方や進行の速度により急性心不全、慢性心不全に分けられます。急性心不全は急に症状が起こり、不整脈や急性心筋梗塞などをともなうことがあります。

慢性心不全は徐々に心機能が悪化する心筋症などが代表的な疾患です。多くの心不全は左心障害もしくは両心障害であることが多く、慢性心不全は疲れやすさ、息切れ、食欲不振、運動能力低下、頑固な咳、動悸、下腿浮腫、浮腫みをともなう突然の体重増加、夜間就寝中の呼吸困難などが徐々に起こります。

一方、急性心不全では前述の慢性心不全の症状が突然あらわれ、呼吸困難のため呼びかけに応答ができない、意識がもうろうとするなどの症状をともなうこともあります。

日本では、心不全による入院患者数が２０１８年には約28万人にのぼっています。また、心不全で入院した人の約35%が1年以内に再び入院するという報告もあり、早期発見・早期治療がとても大切になります。

冠動脈の硬化が進行して
血管が狭くなる、命にかかわる疾患

虚血性心疾患
（狭心症・心筋梗塞）

高齢者人口の増加にともなって患者数が増え続け、３大死因の１つになっている疾患です。特に急性心筋梗塞症の場合、発症数は年間約15万人。その30％の方が亡くなっています。

心臓のポンプ機能を動かす主役となっている動脈を、心臓が冠をかぶっているように見えることから冠動脈と呼びます。この冠動脈の血管壁にコレステロールがたまり、動脈硬化が進むと、血管の内側が狭くなります。そして、心臓を動かす血液が不足するほど狭くなると、胸痛や胸の圧迫感を感じるようになります。これが狭心症です。ただし、この症状は一過性で、長くても15分以内に消えます。

運動したときにだけ症状が生じる場合は冠動脈の狭窄が、主に安静時に生じる場合は冠動脈の攣縮《れんしゅく》が疑われます。冠動脈の狭窄が原因の場合、薬だけでは不十分なことが多く、カテーテルを用いて狭い部分を拡げる治療を行います。

また、冠動脈がさらに狭くなり、完全にふさがってしまった状態を急性心筋梗塞症と呼びます。放置するとその部分の心筋細胞が壊死してしまうため、一刻も早い治療が必要です。６時間以内に冠動脈を拡げた人とそうでない人では、死亡率がまったく異なります。生汗が出るような胸痛が15分以上続く場合は、直ちに受診しましょう。

脳血管疾患

脳は心臓の拍動や呼吸、体温調節などといった生命活動をはじめ、行動や言動、思考や感情、感覚などをつかさどる重要な役割を担っており、脳細胞が情報網を張りめぐらせて高度で複雑な機能を果たしています。脳血管疾患とは、この脳細胞に酸素と栄養を運んでいる脳の血管のトラブルによって、脳細胞が破壊される病気の総称で、出血性、虚血性の2つのタイプがあります。高齢になるほどリスクが高まり、高齢者人口の増加にともない増え続けています。高齢者が寝たきりになる原因疾患の第1位としても知られています。

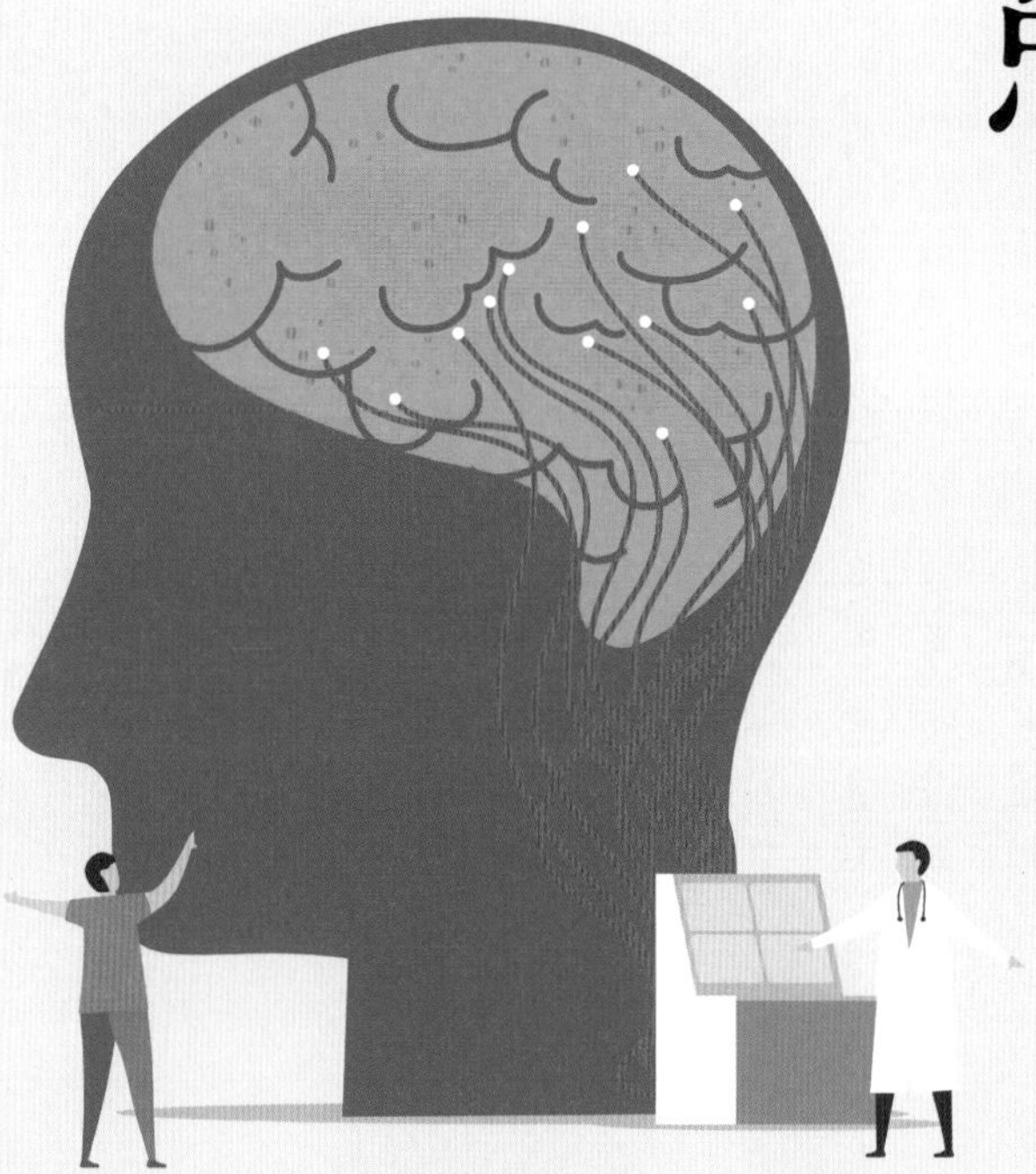

高血圧が長期的に続くことで、脳の血管が破れ、**脳内で出血を起こす疾患**

脳出血

脳の血管が破れて脳内で出血を起こす疾患で、脳いっ血とも呼ばれます。主な原因は高血圧です。脳の中の細い血管は非常にもろいため、長期的に高血圧にさらされるとよりもろくなり、脳出血のリスクが高まります。

発症すると、血管からもれた血液が血腫という血のかたまりをつくり、脳に直接ダメージを与えます。また、血腫が大きくなったり、脳が浮腫むことにより頭蓋骨の中の圧が高まり、正常な脳を圧迫することで脳の機能に障害が生じます。

脳出血の症状は、出血を起こした場所や出血量によって異なります。多くの場合、片側の手足の麻痺やしびれ、歩きにくさ、しゃべりにくさ、頭痛、吐き気、嘔吐といった症状が見られます。出血量が多い場合や出血部位によっては意識障害が生じ、昏睡状態に陥るケースもあります。少しずつ悪化することはまれで、短時間の間に症状が変化する点は脳梗塞の症状と似ているため、見分けるのが難しいといえます。

薬物療法と外科手術があり、出血量や症状の程度、治療中の容態の変化などによって治療法は異なります。高血圧によって引き起こされた脳出血であれば、まずは早急に血圧を下げることが重要です。日本では脳卒中における脳出血の占める割合は20％程度ですが、時には死に至ることもあり非常に重要な救急疾患です。

ラクナ・アテローム血栓性
心原性の3種類がある

脳梗塞

脳梗塞とは、動脈の血行不良により、酸素や栄養を受け取れなくなった神経細胞が死ぬことでさまざまな症状を来す病気です。脳梗塞には「ラクナ梗塞」「アテローム血栓性脳梗塞」「心原性脳梗塞症」があります。

「ラクナ梗塞」は、脳の血管で起こる脳梗塞です。脳の細い血管がダメージを受け、小さなコブ(微小動脈瘤)ができると、血管の壁がもろくなり、血流も乱れるため血栓ができやすくなります。その血栓が脳で詰まるとラクナ梗塞、血管が破れると脳出血を発症します。

また、脳の太い血管で動脈硬化が起こり、血管の内側にかゆ(アテローム)状のかたまりができて詰まると、「アテローム血栓性脳梗塞」と呼ばれます。

心臓でつくられた血栓が血液にのって脳に運ばれ、脳内で梗塞が起こることもあります。これが「心原性脳梗塞症」です。血圧が高いと心筋の細胞自体に負担がかかり、心房細動という不整脈や心不全を起こしやすくなります。その結果、心臓の働きが低下し、血流が滞ると血栓ができやすくなります。脳梗塞の15～20%が心原性脳梗塞です。前触れもなく突然発症しやすいこと、梗塞範囲が広いことが特徴で、明らかな麻痺や意識障害を起こしやすく再発の可能性も高い、命にかかわる危険な梗塞です。

男性より女性に多く、激しい頭痛が起きる くも膜下出血

脳は、外側から硬膜・くも膜・軟膜の3つの層で守られています。このうち、くも膜と軟膜の間にある、くも膜下腔という隙間に出血が起こった状態を「くも膜下出血」といいます。

8割以上が、脳の動脈の分岐部分にできた脳動脈瘤というコブの破裂によって発症します。コブの大きさは数ミリから数センチにも及び、高血圧や動脈硬化が要因と考えられています。

コブが大きくなって周囲の組織を圧迫することにより症状が出るため発症は突発的。突然、頭が割れるような、あるいはバットで殴られたような激しい頭痛が起きるのが特徴で、後頭部や側頭部、中心部が痛むこともあります。

吐き気や嘔吐、血圧の上昇をともない、意識がもうろうとしたり、意識を失うこともあります。最悪の場合、頭痛を発症後にすぐ倒れて死に至ることもあります。

ただし、動脈瘤が破裂する前に微量の出血があることもあり、その場合は「前触れ頭痛」と呼ばれる頭痛が数回にわたって起こります。軽い出血だと頭痛も軽いため、くも膜下出血とは気づかず放置してしまうケースも多いので、血圧が高い人、飲酒や喫煙の習慣がある人、家族にくも膜下出血の既往歴がある場合は注意しましょう。男性よりも女性に多く、40代からリスクが高まります。

腎疾患

腎臓は水槽の蛇口にたとえられます。水圧(血圧)が高くなると、蛇口は一生懸命に大量の水(尿)を出すのですが、水圧が強すぎると蛇口が壊れたり、機能が低下してしまいます。こうして蛇口から出る水量が少なくなる(腎機能が低下する)と、水量を維持するためにより高い水圧(血圧)が必要になり、血圧が上がります。また、腎臓は余分な塩分と水分を体の外へ排出する働きをしているため、腎機能が低下すると、血圧が高くなります。腎臓の働きを守るためにも血圧をコントロールすることが大切です。

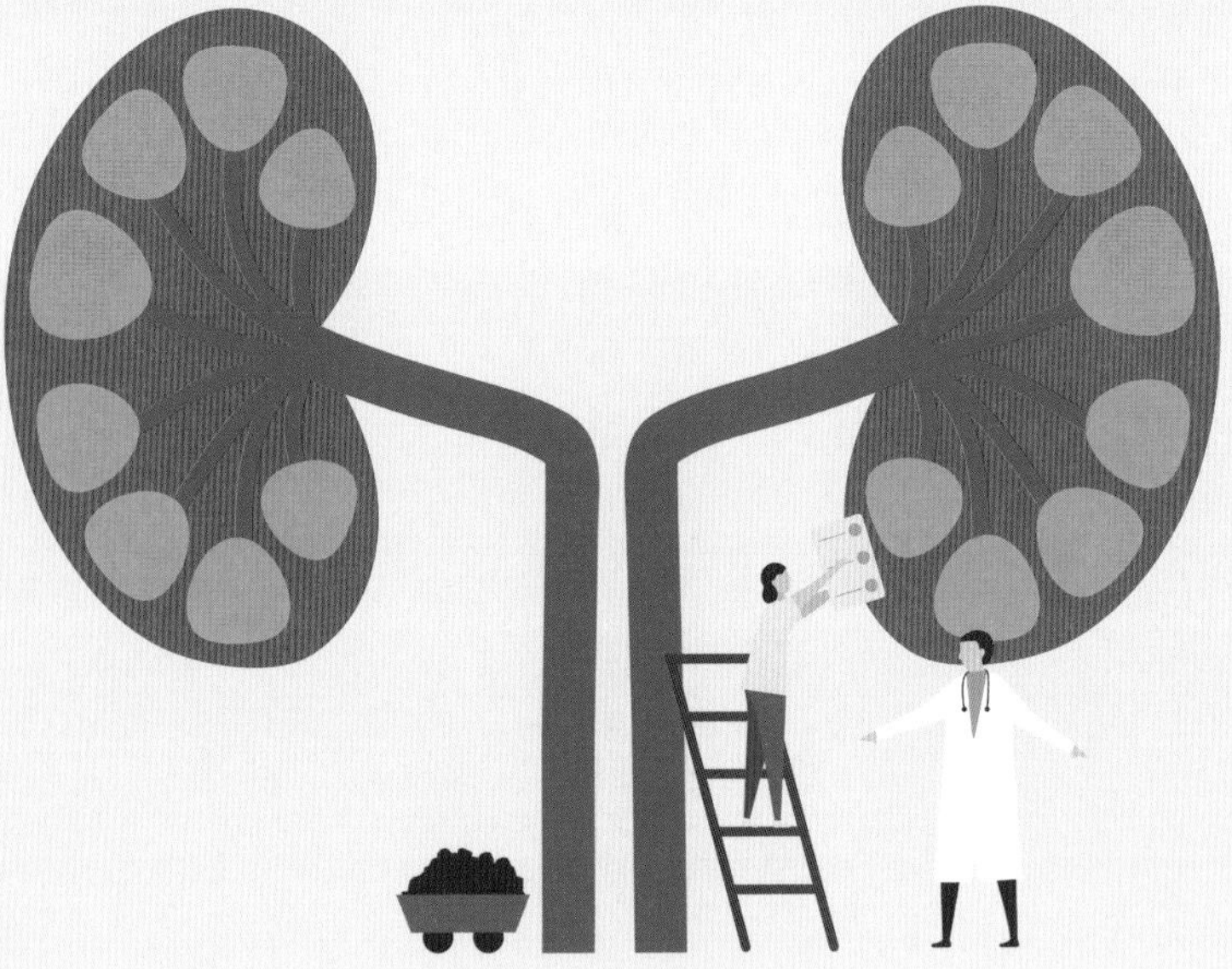

慢性腎臓病

腎臓は、尿をつくる・体内の老廃物を捨てる・体内の水分量を調節する・体内のバランスを調整する・血圧を調整する・骨をつくるのに必要なビタミンDを活性化する・赤血球をつくるホルモンを分泌するといった働きを持っています。

そのため、慢性腎臓病になると体に水がたまって浮腫んだり、血圧が高くなったりします。さらにひどくなると、肺に水がたまり、呼吸苦が出現します。また、老廃物が体内にたまると、吐き気や食欲不振を起こします。赤血球をつくるホルモンの分泌が低下し、貧血が進行すると、めまいやふらつき、手足のしびれといった神経症状を来すこともあります。

糖尿病性腎症

糖尿病性腎症は糖尿病の合併症で、高血糖によって腎臓がダメージを受ける病気です。高血糖状態が長期間続くと、たんぱく尿が出るようになり、腎臓のろ過機能が低下します。急に尿が出なくなるのではなく、段階を経て病気が進行しますが、このとき血圧も上昇し、高血圧によって血管が傷つけられ、さらに腎臓の状態を悪化させるという悪循環に陥ってしまいます。

そのため、早期に発見し、血糖と血圧をコントロールし、腎症の進行を防止することが重要です。現在、糖尿病性腎症で透析を受けている人は、全透析患者のうちの約半数を占めています。

血管疾患

心臓から出た血液は、またたく間に全身の臓器にくまなく流れていき、酸素と栄養を全身に運びます。そのためには、ある程度の血圧が必要なのですが、血圧が高い状態が続くと、血管の負担が大きくなって硬くなり、動脈硬化を発症します。特に、高齢になって血管が老化し、体力が衰えて運動不足になってくると、動脈硬化が急速に進んで「大動脈瘤」や「大動脈解離」、「閉塞性動脈硬化症」といった命にかかわる疾患を発症することもあるため、若いうちからの予防ケアが大切です。

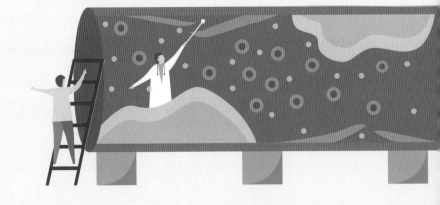

大動脈瘤 大動脈解離

大動脈は、心臓から出て胸部、腹部に至る、体の中心を走るもっとも太い血管で、太さは直径2～3センチメートル。その太い血管で動脈硬化が進むと、さまざまな異常が起こります。もろくなった血管内壁に高血圧などの要因が加わり、血管がコブのようにふくらんだ状態になるのが「大動脈瘤」、血管内壁の一部に亀裂が入り、剥離を起こした状態が「大動脈解離」です。どちらも放置すると、あるとき突然血管が破裂して大出血を起こす、命にかかわる病気です。大動脈瘤が破裂した場合、緊急手術を受けても死亡率は30～50％。大動脈解離を2週間放置すると死亡率は75％にも達します。

閉塞性動脈硬化症

歩いていたら、ももやふくらはぎが痛くなって歩けなくなった。しばらく休むと歩けるが、また痛くなる……。このような症状がある場合は、「閉塞性動脈硬化症」の疑いがあります。要は足の血管にあらわれた動脈硬化なのですが、血管が細くなったり詰まったりして、充分な血流が保てなくなり、歩行時に足のしびれ、痛み、冷たさを感じます。進行すると歩いていないときでも痛みが出るようになり、最悪の場合、足に潰瘍ができて切断しなければならなくなったり、心筋梗塞や脳梗塞を招くこともあります。閉塞性動脈硬化症の5年相対生存率は75％。気になる人はできるだけ早く受診しましょう。

そのほかの疾患

骨粗しょう症

「骨粗しょう症」は、骨量が減って骨が弱くなる疾患です。骨は血管から栄養をもらっているため、血圧が高くなって動脈硬化が起こると、栄養が届きにくくなります。また、カルシウムには血液中のナトリウムを体外に排泄する働きがありますが、骨がカルシウムを吸収できずに血中のカルシウム濃度が上がると、血圧が高くなってしまいます。

逆に、高血圧の原因となる塩分の摂りすぎは、カルシウムを尿中に排泄する作用を強めるため、カルシウム不足を助長してしまいます。

高血圧性網膜症

「高血圧性網膜症」は高血圧が原因で起こる眼病の代表的なものです。

血圧が上がると、眼底の動脈が細くなったりくびれたりします。この変化の軽い場合を高血圧性眼底といい、変化の度合いがひどく、網膜に出血や白斑、浮腫みがあらわれる状態を高血圧性網膜症といいます。自覚症状がほとんどないのですが、眼底検査をすると高血圧の程度によりさまざまな変化が見られ、これらの変化によって視力障害が徐々に進みます。特に、網膜の中心部にある黄斑《おうはん》にこういった変化が起こると、視力が大きく損なわれます。

脳血管性認知症 アルツハイマー型認知症

認知症の約8割は「脳血管性認知症」と「アルツハイマー型認知症」です。実は、この2つは高血圧とも深い関係があります。たとえば、脳血管性認知症は、高血圧とかかわりの深い脳梗塞や脳出血の発症にともなって段階的に発症・進行します。発症後すぐに認知症を発症することもありますが、小さな脳梗塞や脳出血を繰り返した結果、徐々に脳血管性認知症が進むこともあります。高血圧は脳梗塞や脳出血の要因ですから、脳血管性認知症の予防をするうえでは、高血圧をコントロールすることがとても大切なのです。一方、アルツハイマー型認知症は、以前は高血圧による影響はあまりないとされてきました。ところが、2019年、東京大学の研究グループは、高血圧や糖尿病による動脈硬化が高齢者のアルツハイマー型認知症を加速するメカニズムを明らかにしました。この研究によれば、慢性的に脳血流が低下した状態だと、アルツハイマー型認知症の発症に関与するアミロイドβの蓄積が加速します。つまり、高血圧や糖尿病をコントロールすることが、アルツハイマーの進行を遅らせるのに有用である可能性が明らかになったわけです。

認知症は発症の20～30年前からはじまっているといわれます。できるだけ早い段階から高血圧をコントロールしておきたいものです。

歯周病

歯周病は、単に口の中の病気というだけでなく、全身のさまざまな生活習慣病の要因になることがわかっています。たとえば、歯周病の人は、そうでない人に比べ、1・5〜2・8倍も心血管疾患を発症しやすいことがわかっています。実際、心臓やアテローム性動脈硬化症の患部から歯周病菌が検出されたという結果が多数報告されています。

歯周病菌は歯と歯茎の隙間にできる歯垢（プラーク）で増殖し、歯茎の壁を破壊し、炎症の起きた歯周組織でつくられる炎症物質とともに容易に血液の中に入りこんでいきます。この炎症物質や歯周病菌の毒素が血管内皮細胞やアテローム性動脈硬化の患部の免疫細胞を活性化し、異常を引き起こすと考えられています。

さらに、イタリアのラクイラ大学の研究グループは、降圧治療を受けている高血圧患者の場合、歯周病があると歯周病のない人より収縮期血圧の平均値が2・3〜3・0㎜Hg高いと報告しています。

また、あまり知られていませんが、降圧薬の副作用の1つに「歯肉増殖」があります。これは歯肉がモコモコと盛り上がって腫れてしまう症状で、増殖した歯肉と歯の間に歯周ポケットができて歯垢がたまり、歯周病が発症・進行しやすくなります。血圧コントロールに悪影響を与えないためにも、口腔ケアをしっかりしておきましょう。

Part 5

今日からはじめたい簡単・血圧コントロール法

～おすすめ食材と簡単レシピ～

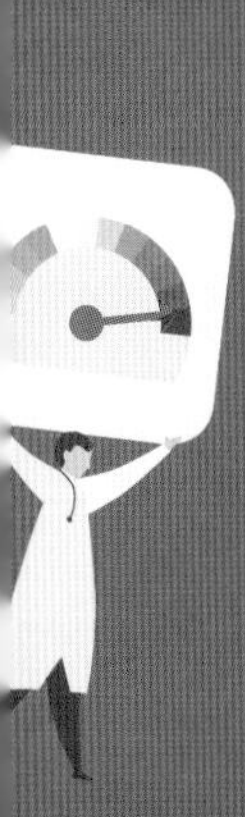

おいしく食べて減塩する

血圧を下げるとなれば、まずは減塩です。でも、いざとなると「どうやって減塩すればいいのかわからない」という人も多いのではないでしょうか？

ただなんとなく「薄味」を心がけるだけでは減塩は成功しません。だからといって、緻密に計算するような面倒な方法では続きません。毎日ずっと続けていくには、「おいしく、ストレスなく！」が基本です。そのためのに役立つ知識とワザをご紹介しましょう。

「つらい減塩」
「面倒な減塩」は
成功しない！

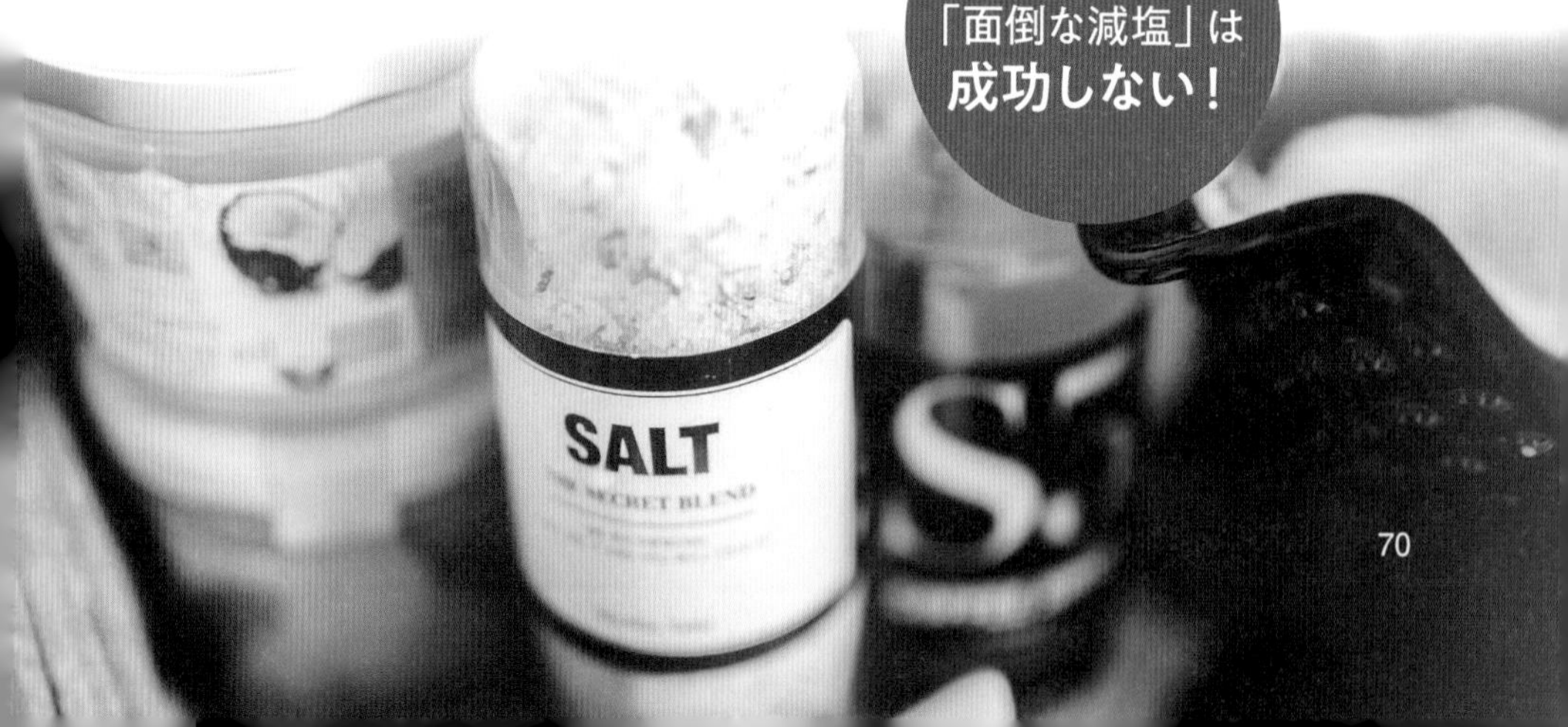

まだまだ日本人は 塩分を摂りすぎている

日本人の塩分摂取量は、世界的に見てもかなり多めというイメージを持っている人は多いでしょう。確かに、昔はそうでした。戦前には20g近く摂っていたといわれますが、現在の摂取量は男女平均で10.1g（厚生労働省『平成30年国民健康・栄養調査の概況』より）です。日本人は戦前と比べると、なんと10gもの減塩に成功しています。ここ10年だけを見ても、地道に少しずつ減塩に成功しています。日本は世界的に見れば、もはや「塩分過剰摂取大国」ではなくなっています。

しかし、厚生労働省の『日本人の食事摂取基準（2020年版）』では、ナトリウム摂取量（食塩相当量）の目標量は、18歳以上の男性で1日あたり7.5g未満、女性で6.5g未満。日本高血圧治療学会が推奨する高血圧予防のための目標量は、6g未満。WHO（世界保健機関）が示す目標量は5g未満とかなり厳しいのですが、せめて厚生労働省が示す目標量には近づきたいものです。

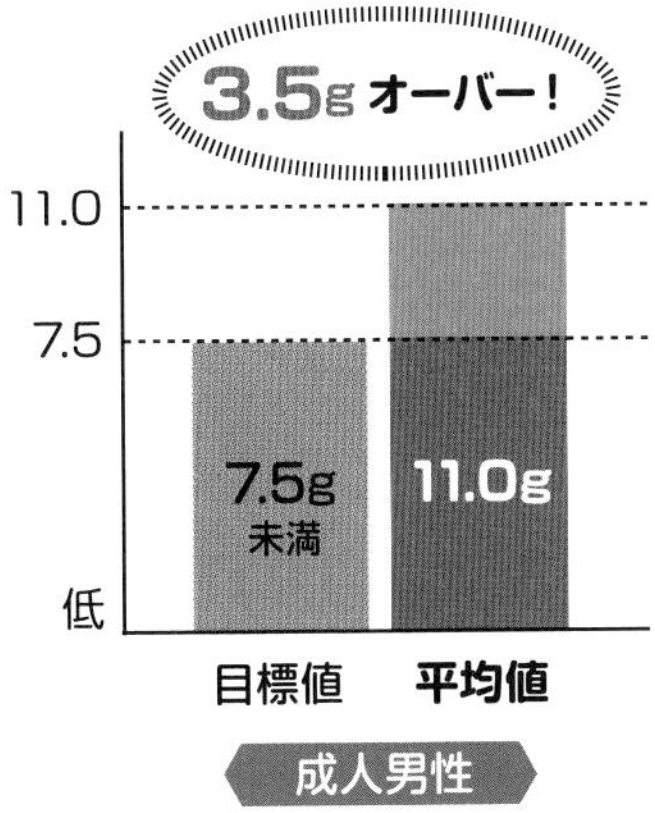

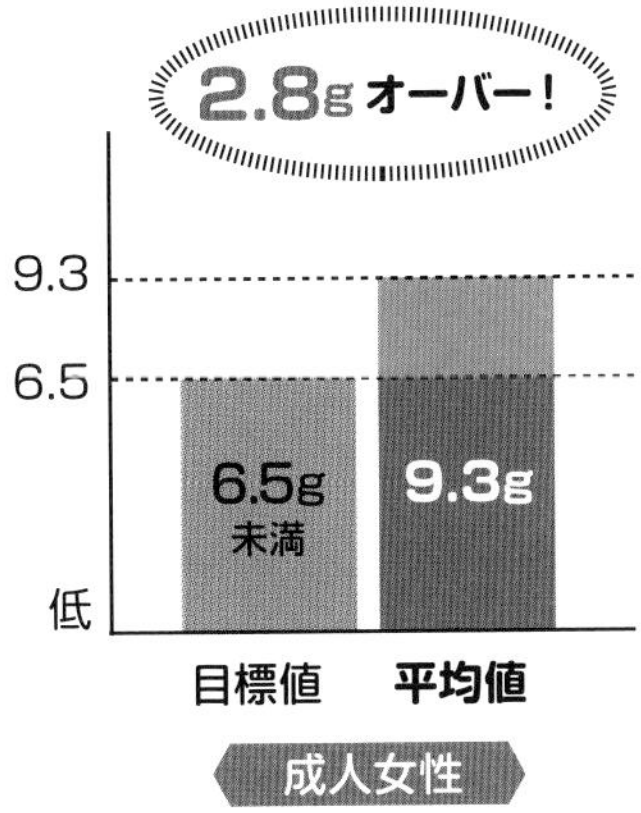

※目標値の参照　厚生労働省『日本人の食事摂取基準（2020年版）』
※食塩摂取量平均値の参照　厚生労働省『平成30年国民健康・栄養調査の概況』

現代人は塩分の大半を、外食と加工食品から摂っている!?

あなたは、外食は多いほうですか？
コンビニやスーパー、デパ地下などの弁当や総菜、ファストフードなどをよく食べますか？

外食が多いとどうしても塩分過多になりがちです。たとえばラーメン1杯に含まれる塩分はおよそ8～9グラム。これだけですでに1日の摂取量を大きく超えています。

また、弁当や総菜も濃い味つけのものが多いですよね。塩や砂糖には防腐作用もあるため、よりおいしく感じられるよう、腐らないよう、塩や砂糖をしっかり使っています。

その中に入っているハムやベーコンなどの加工食品はもちろん、調理に使われているしょうゆやみそ、ドレッシングやソース、トマトケチャップなどの加工調味料には、塩や砂糖のほかに味覚を狂わす食品添加物も含まれています。

誤解しないでいただきたいのですが、外食や弁当・総菜、加工食品、加工調味料がよくないといいたいわけではありません。何かと忙しい現代人にとって、むしろとてもありがたい存在です。

ただ、ここで気づいていただきたいのは、現代人の舌が濃い味つけに慣れてしまっているということです。

濃い味つけに慣れてしまうと、薄い味つけでは満足できなくなってきて、味覚も鈍ってきます。そうなると、塩分を過剰に摂取しているということにも気づけません。

たとえば昨今は「野菜中心の食生活」が推奨されています。そこで、主食を減らしてその分サラダをお腹いっぱい食べる人が増えているようですが、そこに市販のドレッシングをたっぷりかけているとしたら、どうでしょう。

市販のドレッシングの食塩相当量は、原材料によって異なりますが、少ないものでも大さじ1杯で0・5グラム、多いものだと1グラム以上です。野菜サラダをたくさん食べれば食べるほど、ドレッシングをたくさん使うので塩分過多になりやすいのですが、そのことを自覚している人がどれだけいるでしょう？

ちなみに、食塩相当量とは食塩の量のことではありません。塩分または食塩は塩化ナトリウム（NaCl）ですが、高血圧を招く真犯人はナトリウム（Na）で、食塩の約40％がナトリウムです。そこで、ナトリウム量を測定して換算したものが、食塩相当量です。

実は、食品添加物の多くはナトリウム化合物なので、加工食品や加工調味料を食べるとたとえ塩分ゼロと記載されていても、ナトリウムを摂っています。摂取している塩分の77％は、外食と加工食品（加工調味料を含む）から摂っているという研究報告もあるくらいです。

外食はメニューの選び方、食べ方を工夫！

メニューの選び方、食べ方を工夫すれば、
外食やテイクアウトの弁当総菜でも減塩できます。

まず、和洋中でいえば、洋→和→中の順番で塩分が高めです。もちろん、洋食でも塩分が高いものはありますし、中華にも塩分が低めのものはあります。大切なのは、「自分で塩分をコントロールしやすいメニューを選ぶ」ということです。

小さな減塩の
積み重ねが、
成功の秘訣！

調味料は
かけるより
つける

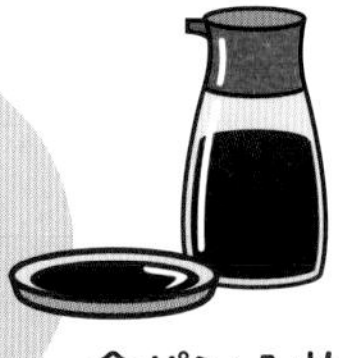

主食は
パンより
ごはん

食パン１枚
（6 枚切り）60g
塩分 0.9g

ゆでうどん１玉
200g
塩分 0.7g

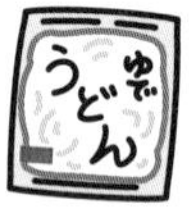

ごはん中茶碗１杯
140g
塩分 0g

たとえば、うどんやそば、ラーメンの場合、塩分の多くはスープに含まれていますから、スープを半分残すだけでも減塩できます。

また、ソースやしょうゆをかけて食べるものも、自分で塩分をコントロールできます。たとえば、トンカツの塩分は、トンカツそのものよりソースの量で決まります。しょうゆやソースは「かけて食べる」と必要以上に塩分を摂ってしまうことになるので、小皿などに入れて「つけて食べる」ようにするか、ソースの代わりにレモンを搾って食べると、かなり減塩できます。

揚げ物は脂肪分が気になるという人も多いのですが、香ばしさがあるため、肉や魚の臭みを消すための下味として塩を使う必要がそれほどないため、ソースやしょうゆの量さえ調整すれば、比較的塩分が低めです。ただ、しょうゆなどで下味をつけてから揚げる唐揚げは別。たっぷりしょうゆが染みこんでいるので塩分が高めです。食べる量を控えめにして減塩するようにしましょう。

また、和食はヘルシーなイメージですが、臭みを取るために塩をふってある焼き魚や、しょうゆと砂糖をたっぷり使った煮こみ料理などは、塩分が高めです。塩をふった焼き魚にさらにしょうゆをかけない、煮物の煮汁は残す、というように工夫して減塩しましょう。

中華や和食の「あんかけ」タイプも、塩やしょうゆを多く含むので、控えめにしましょう。

レストランで「ライスとパンのどちらにしますか？」と聞かれたら、ライスを選びましょう。パンは発酵を促したり生地を引き締めるために塩が使われていますが、ライスは塩分ゼロです。また、麺類も製造過程で塩が使われています。

このように、塩はさまざまな食品や調味料に含まれていて、その積み重ねが過剰摂取につながります。「パンや麺に含まれている塩分なんて、たいしたことはないだろう」などと思わず、小さな減塩を積み重ねていきましょう。

だしの「うま味」で薄味でも満足度アップ

うま味物質は複数をかけ合わせるほど、**うま味が何倍にも増し、**よりいっそうおいしくなります。

みそ汁1杯の塩分はおよそ1・5グラム。朝昼晩と1日3杯飲むと、それだけで1日6グラムの目標量の大半を占めてしまうため、長い間、悪者扱いされてきました。しかし、発酵食品であるみそには、血圧上昇を抑制する作用があることがわかっており、最近はむしろ、高血圧予防のためにはみそを摂取する日本型の食事スタ

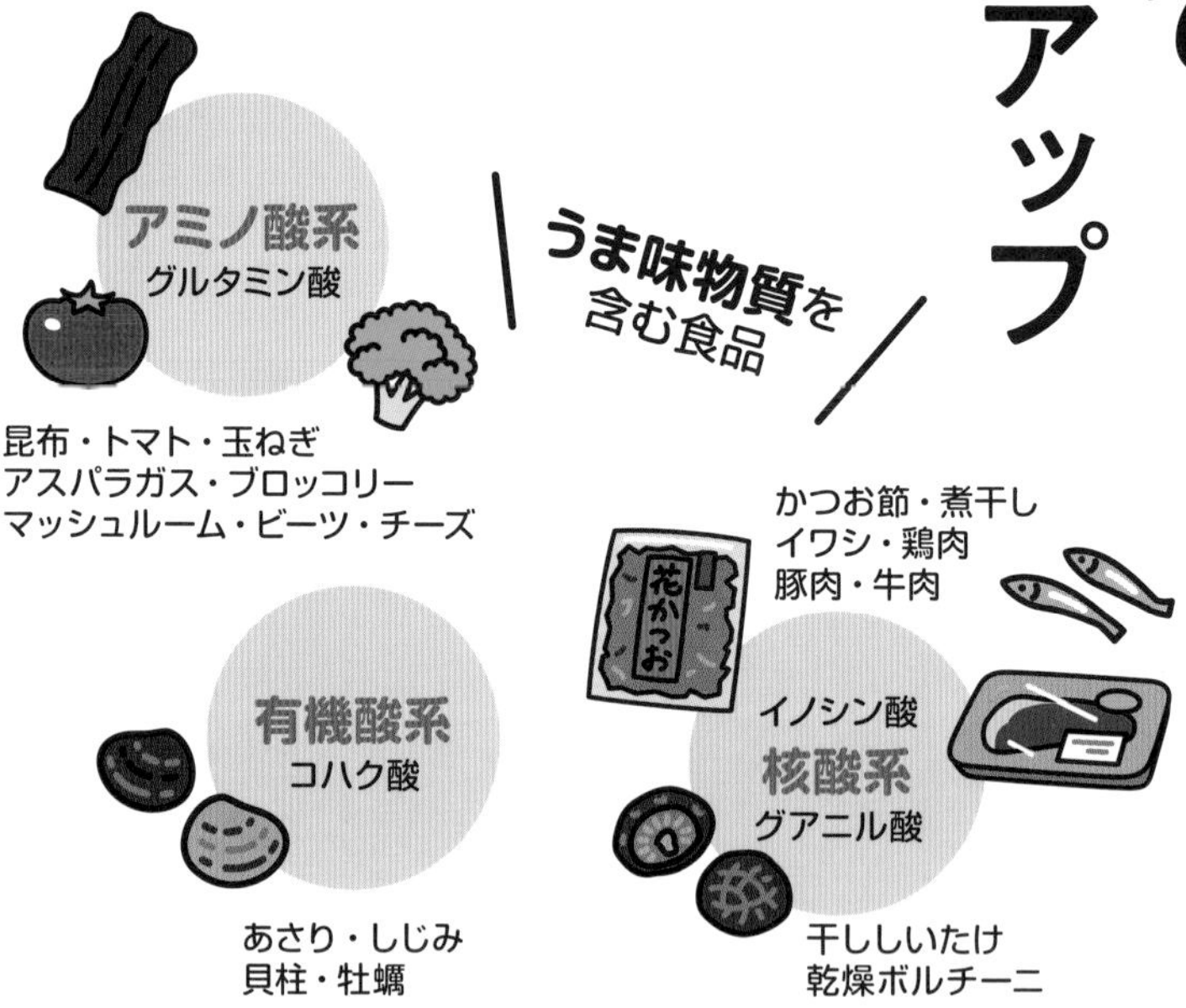
うま味物質を含む食品
アミノ酸系
グルタミン酸
昆布・トマト・玉ねぎ
アスパラガス・ブロッコリー
マッシュルーム・ビーツ・チーズ
有機酸系
コハク酸
あさり・しじみ
貝柱・牡蠣
核酸系
イノシン酸
かつお節・煮干し
イワシ・鶏肉
豚肉・牛肉
花かつお
グアニル酸
干ししいたけ
乾燥ボルチーニ

イルが再評価されつつあります。

とはいえ、みそをたくさん使えば、それだけ塩分を多く摂ってしまうのは確かです。塩分を多く摂れば、食塩感受性が高くなる可能性も示唆されていますから、みその有効成分をそのままいただきつつ減塩する工夫をしましょう。そこで注目したいのが、だしの「うま味」です。

「うま味」は味を構成する甘味・塩味・酸味・苦味に次ぐ５つ目の要素です。「うま味」を濃くすれば、塩分が少なめでも満足度が上がり、おいしさを感じられます。

うま味物質としては、グルタミン酸などの「アミノ酸系」、イノシン酸、グアニル酸などの「核酸系」、コハク酸などを含む「有機酸系」の３つに分けられます。グルタミン酸は昆布や野菜などに、イノシン酸は魚や肉類に、グアニル酸は干しきのこ類に多く含まれています。

昆布・かつお・煮干し・干ししいたけなどを使った日本の「和風だし」をはじめ、野菜のうま味を引き出した「ブイヨン」、仔牛や鶏肉のうま味による「フォン」、鶏肉や豚を使った「湯《タン》」など、世界にはさまざまなうま味だしがあります。みそ汁だけでなく、さまざまな料理に活用し、おいしい減塩料理を楽しみましょう。

うま味物質は複数をかけ合わせるほど、うま味が何倍にも増し、よりいっそうおいしくなります。たとえば、植物性のグルタミン酸を含む「昆布だし」と動物性のイノシン酸を含む「かつおだし」や「煮干し」を組み合わせると、１＋１＝２ではなく、相乗効果で7倍にも10倍にもうま味がアップします。ただし、インスタントだしやうま味調味料などは便利な反面、塩分が多いものもありますから、できるだけ天然素材からだしをとるようにしましょう。

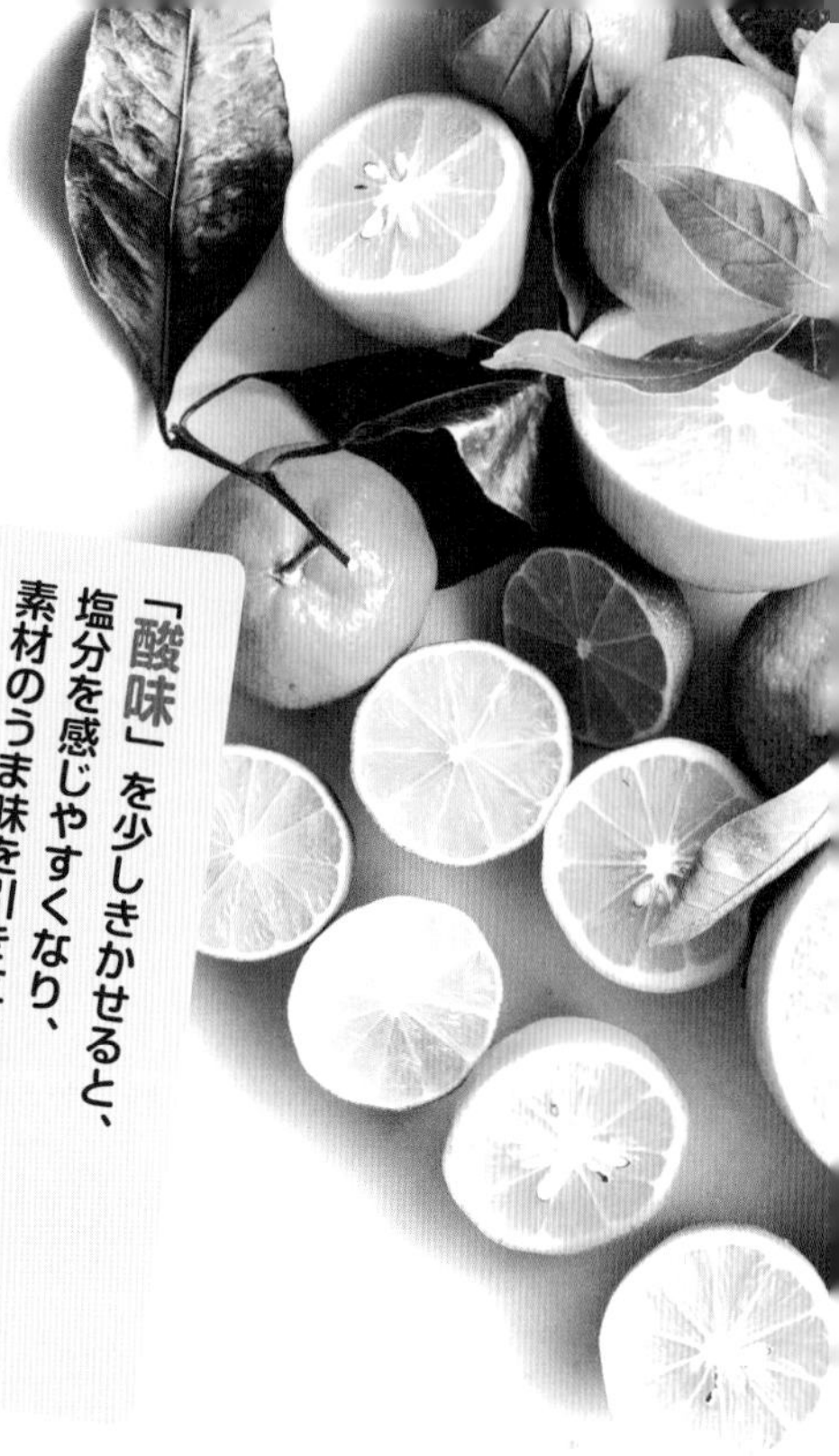

かんきつ類や酢、ヨーグルトなどの「酸味」を使う

「酸味」を少しきかせると、塩分を感じやすくなり、素材のうま味を引き立たせてくれます。

さわやかな**「酸味」**で減塩！

塩の代わりにレモンやスダチ、かぼすをかけたり、塩での下ごしらえにお酢を使うと料理の味が引き締まります。また、しょうゆの代わりにポン酢を使ってもよいでしょう。プレーンヨーグルト、塩少々とスパイスなどをプラスしてドレッシングやソースを作るのもおすすめです。

塩分が多くなりがちな煮物も、酢やバルサミコ酢を入れて煮こむと、味にコクとまろやかさが加わり、やわらかく仕上がります。

酸味

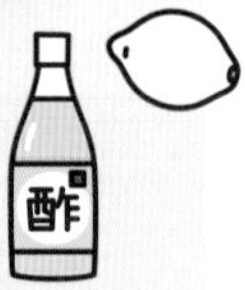

レモン
かぼす
スダチ
酢
ポン酢
ヨーグルト など

※最近では、酢やレモンの継続的な摂取による血圧降下作用も数多く報告されています。

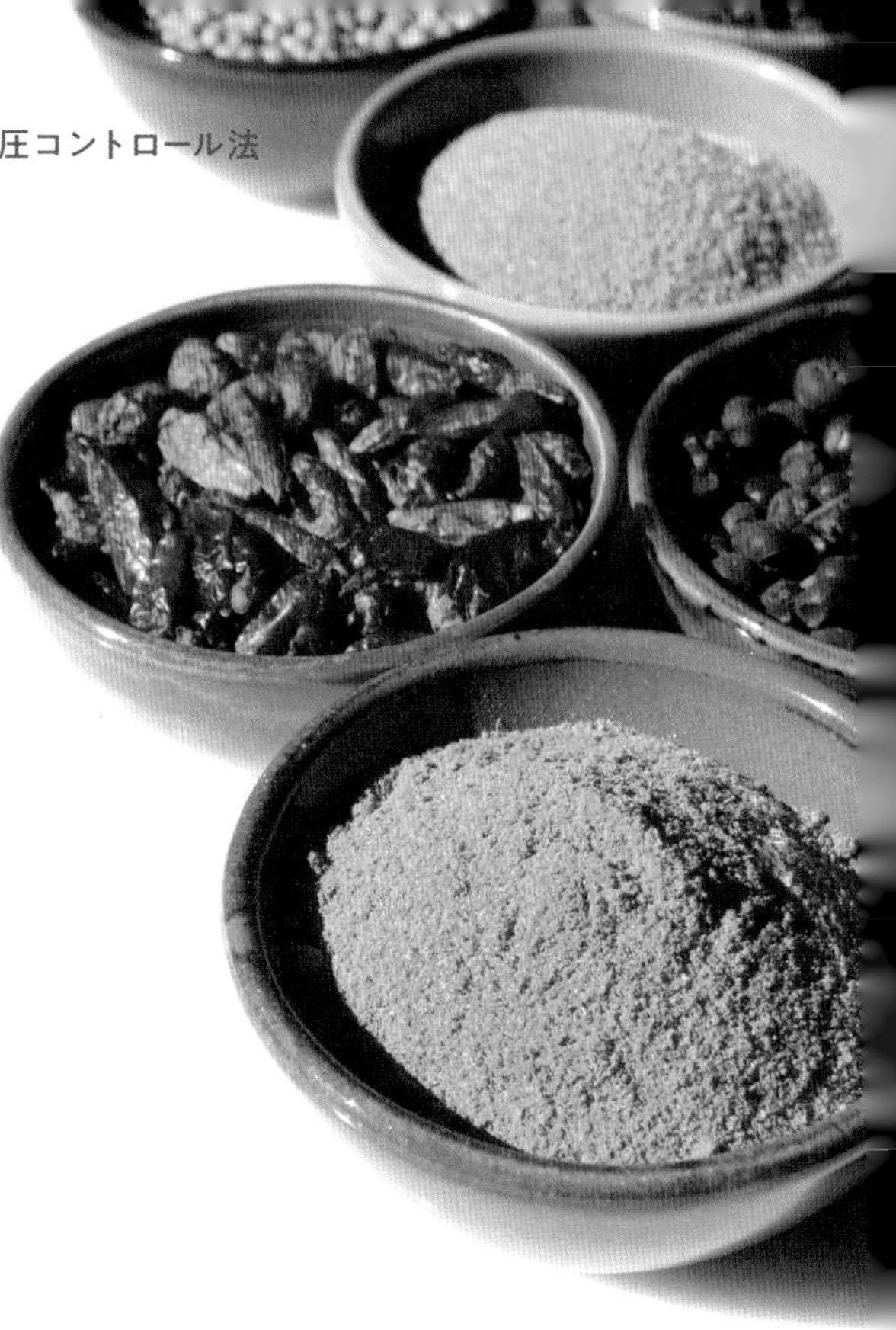

薬味やスパイスを使う

薄味だとどうしても物足りないという人は、薬味やスパイスで味にインパクトを。

にんにく、ねぎ、しょうがなどの薬味は、その強い香りが脳に刺激を与え、薄味でも満足感を与えてくれます。また、七味唐辛子やペッパーなどの香辛料（スパイス）は香りや味にアクセントをつけて物足りなさを補います。

カレー好きの人は塩分や脂質、糖質のかたまりであるカレールウの代わりにカレー粉を使いましょう。カレー粉に多く含まれる抗酸化物質が、動脈硬化の要因となる血管内皮機能の低下を改善することが臨床研究で確認されています。

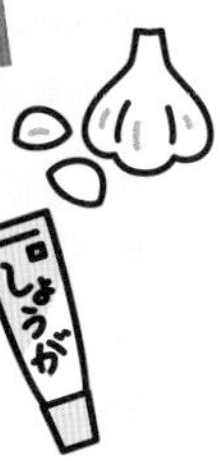

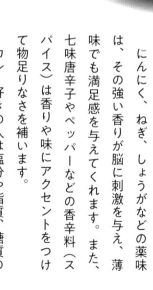

薬味

にんにく
ねぎ
しょうが
大葉
みょうが
山椒

スパイス

ブラックペッパー
七味唐辛子
マスタード
カレー粉

おすすめ食材

塩分の制限 トマト

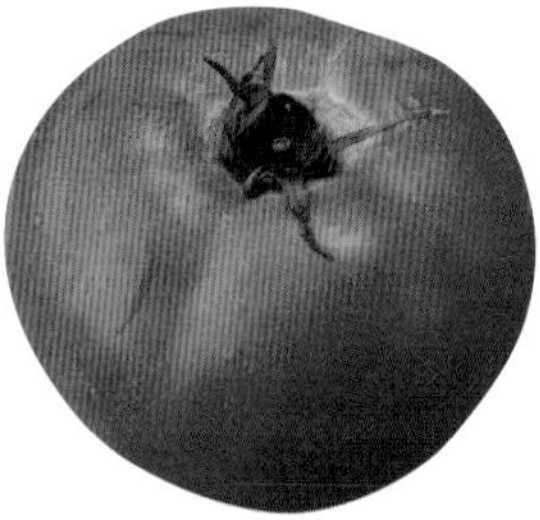

100g中の栄養成分

エネルギー……19kcal
タンパク質……0.7g
脂質……0.1g
炭水化物……4.7g
食物繊維……1.0g
カリウム……210mg
鉄……0.2mg
βカロテン……540μg
ビタミンE……0.9mg
ビタミンB_1……0.05mg
ビタミンB_6……0.08mg
葉酸……22μg
ビタミンC……15mg

注目成分

赤い色素成分・リコピンに強力な抗酸化作用があり、中性脂肪・悪玉コレステロールを下げる働きが期待できます。野菜に多いミネラルのカリウムが、余分な塩分（ナトリウム）排出を促して高血圧予防につながり、タンパク質の合成を助けるビタミンCや葉酸などのビタミン類も含み、血管を丈夫に保つことにも役立ちます。うま味成分のグルタミン酸も含み、料理の減塩にも有効。色が濃いミニトマトやフルーツトマトのほうが栄養価も高くなります。

食べ方のポイント

●油と一緒に摂ると脂溶性成分のリコピンやカロテンの吸収率がアップします。
●トマト缶詰、トマトジュース、トマトピューレなどの加工品（食塩無添加）も便利。料理の味つけに使って減塩に。

かんきつ

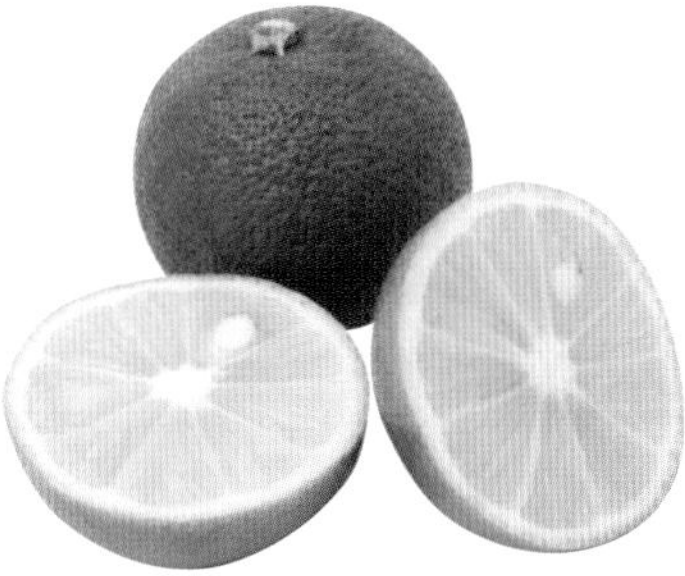

100g中の栄養成分

エネルギー……20kcal
タンパク質……0.5g
脂質……0.1g
炭水化物……6.6g
食物繊維……0.1g
カリウム……140mg
カルシウム……16mg
マグネシウム……15mg
鉄……0.2mg
ビタミンE……0.3mg
葉酸……13μg
ビタミンC……40mg
※スダチの栄養成分

注目成分

かんきつ類に豊富なクエン酸は、疲労回復効果があり、カルシウムの吸収を促し、丈夫な骨づくりにも役立ちます。酸味の減塩効果とカリウムのナトリウム排出作用で血圧を調整し、さわやかな香りにリラックス効果も。さらに、皮に含まれるスダチチンはポリフェノールの一種で血圧を安定、血糖値上昇を抑える働きがあるため皮も利用しましょう。同様に上品な香りが特徴のかぼすやゆず、スッキリした香りのレモンもおすすめ。

食べ方のポイント

●魚や肉料理の上に搾り汁をかければ、さわやかな酸味でさっぱりと食べられ、減塩してもおいしく食べられます。
●しょうゆにだし汁、かんきつ汁を同量程度混ぜて手作りポン酢に。

にんにく

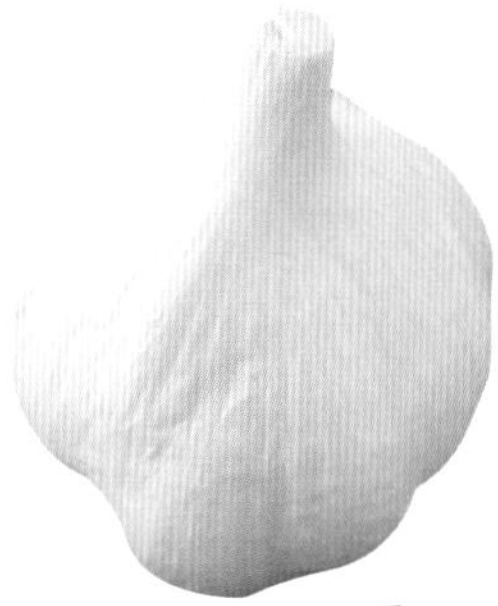

100g中の栄養成分

エネルギー……136kcal
タンパク質……6.4g
脂質……0.9g
炭水化物……27.5g
食物繊維……6.2g
カリウム……510mg
鉄……0.8mg
ビタミンE……0.5μg
ビタミンB_1……0.19mg
ビタミンB_6……1.53mg
葉酸……93μg

注目成分

にんにくに含まれるアリシンは、抗酸化作用や殺菌作用があり、血液凝固を抑制する働きや血管拡張作用により、血圧低下作用や動脈硬化の予防も期待できます。にんにくにはビタミンB_1も含まれ、アリシンがビタミンB_1と結合すると体内に吸収されやすいアリチアミンという成分に変換され、疲労回復、代謝アップに役立ちます。

食べ方のポイント

●刺激が強く（特に生食）、消化器官の内壁を荒らす恐れがあり、特に胃腸の弱い人や乳幼児は気をつけて。1回1かけまでを目安に食べすぎに注意しましょう。

●料理の味つけに少量加えることで、風味が加わり、調味料の量を減らしてもおいしく満足感がアップします。

牛乳・ヨーグルト

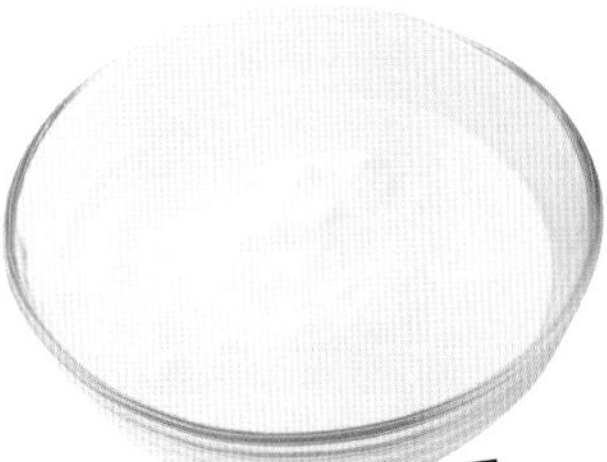

100g中の栄養成分

エネルギー……62kcal
タンパク質……3.6g
脂質……3.0g
炭水化物……4.9g
食塩相当量……0.1g
カリウム……170mg
カルシウム……120mg
マグネシウム……12mg
ビタミンB2……0.14mg
※プレーンヨーグルトの栄養成分

注目成分

牛乳はカルシウム、カリウムなどのミネラルが豊富。カルシウムは骨に加えて血管を丈夫にする働きも期待でき、牛乳は野菜に比べ、カルシウムの吸収率も高く、効率的に摂取できます。カリウムはナトリウムを体外へ排出し、血圧を調整する作用があります。さらに、乳酸菌などを含むヨーグルトなら、腸内の善玉菌を活性化する働きが期待でき、その善玉菌が、血圧に関わるホルモンのコントロールを助け、血圧を下げると考えられています。

食べ方のポイント

●マヨネーズ、ドレッシングの代わりにヨーグルトを使えば脂質、糖質を抑えられ、酸味によって減塩に。うま味とコクが増し、炒め物やカレー、みそ汁の仕上げに加えれば、調味料を減らせます。

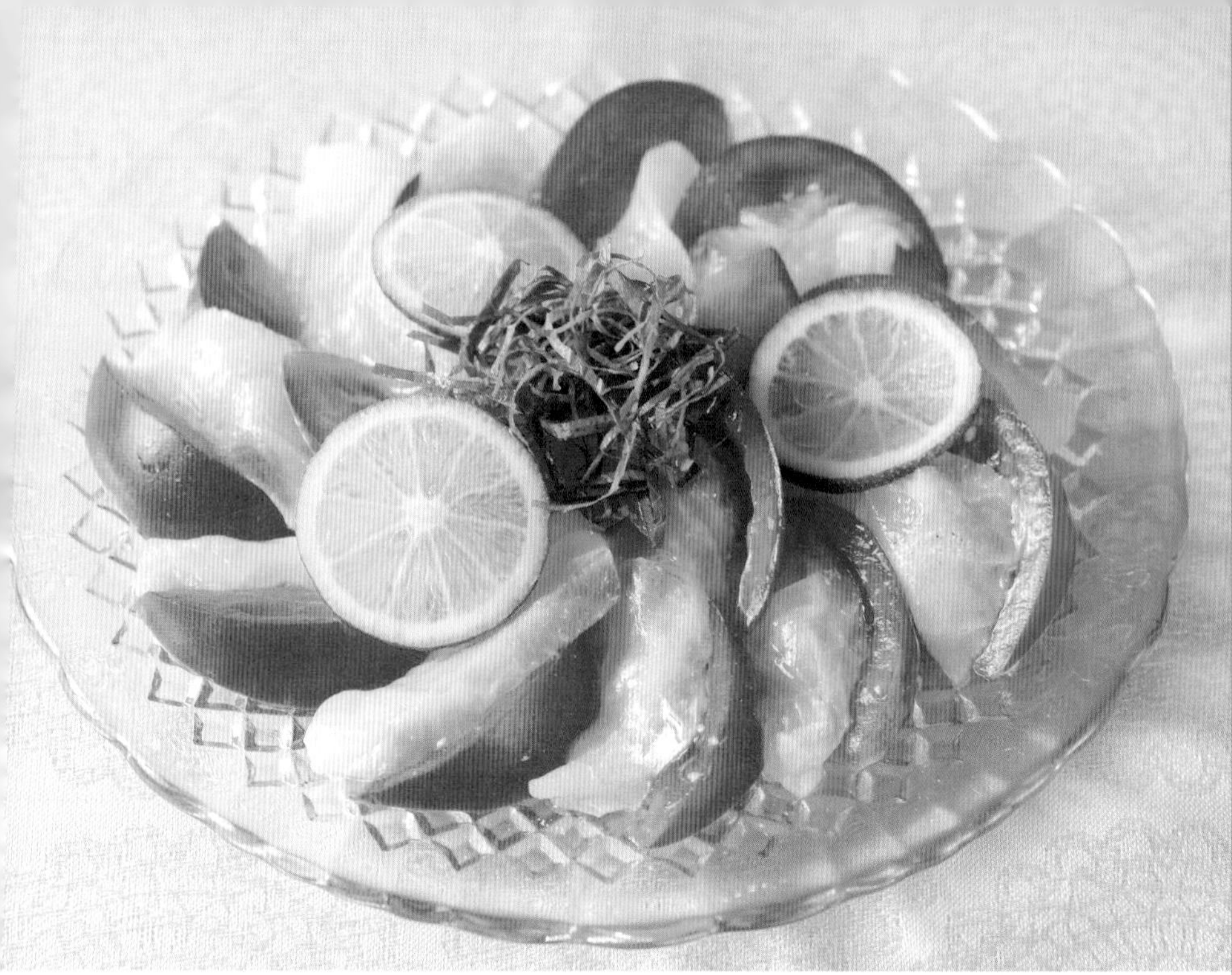

鯛とトマトのカルパッチョ

トマトと鯛にスダチをかけて一緒に食べることで、ごく少量の塩でもおいしく食べられます。青じそもカリウムが豊富で、さわやかな香りも減塩効果があります。

材料 2人分

フルーツトマト …… 100g（2個）
真鯛刺身 …… 60g
スダチ …… 1個（搾り汁小さじ1）
青じそ …… 1枚
オリーブオイル
（そのほかアマニオイルなど）…… 小さじ2
塩 …… 少々（0.2gほど）
白こしょう …… 少々

作り方

❶トマトは厚さ1cmのくし形切りに、鯛は薄くそぎ切りにする。スダチは薄い輪切りを3～4枚取り、汁を搾る。
❷トマトと鯛を皿に交互に重なるように平たく盛り、スダチ搾り汁、オリーブオイル、塩、白こしょうをふりかける。薄切りにしたスダチ、刻んだ青じそをのせる。

ガーリックヨーグルトソース スティック野菜添え

材料 2人分

にんにく …… 1かけ(9g)
プレーンヨーグルト …… 100g(1/2カップ)
塩、こしょう、
クミン、カレー粉など
好みのスパイス …… 各少々
にんじん(棒状に切る)、
ブロッコリー(一口大)…… 各60g
さつまいも(半月切り)…… 80g
パプリカ(棒状に切る)…… 各1/4個など

レンジにかけることで辛味が抜け、コクと風味が増し、減塩万能ソースに。カラフルな野菜もカリウム、ビタミンCなどが摂れて高血圧対策に。

作り方

❶にんにくは皮と根元を除き、ラップに包んで小皿にのせ、電子レンジで約20秒加熱する。粗熱がとれたらラップで押さえながらすりおろす。ヨーグルトに混ぜ、塩、こしょう、スパイスを混ぜる。
❷にんじん、ブロッコリーに水大さじ1をふってラップをかけ、電子レンジで約1分半加熱し、水気をきる。さつまいもは水洗いし、軽く水気をきってラップをかけ、電子レンジで約2分加熱する。
❸❶を器に盛り、❷、パプリカを添える。

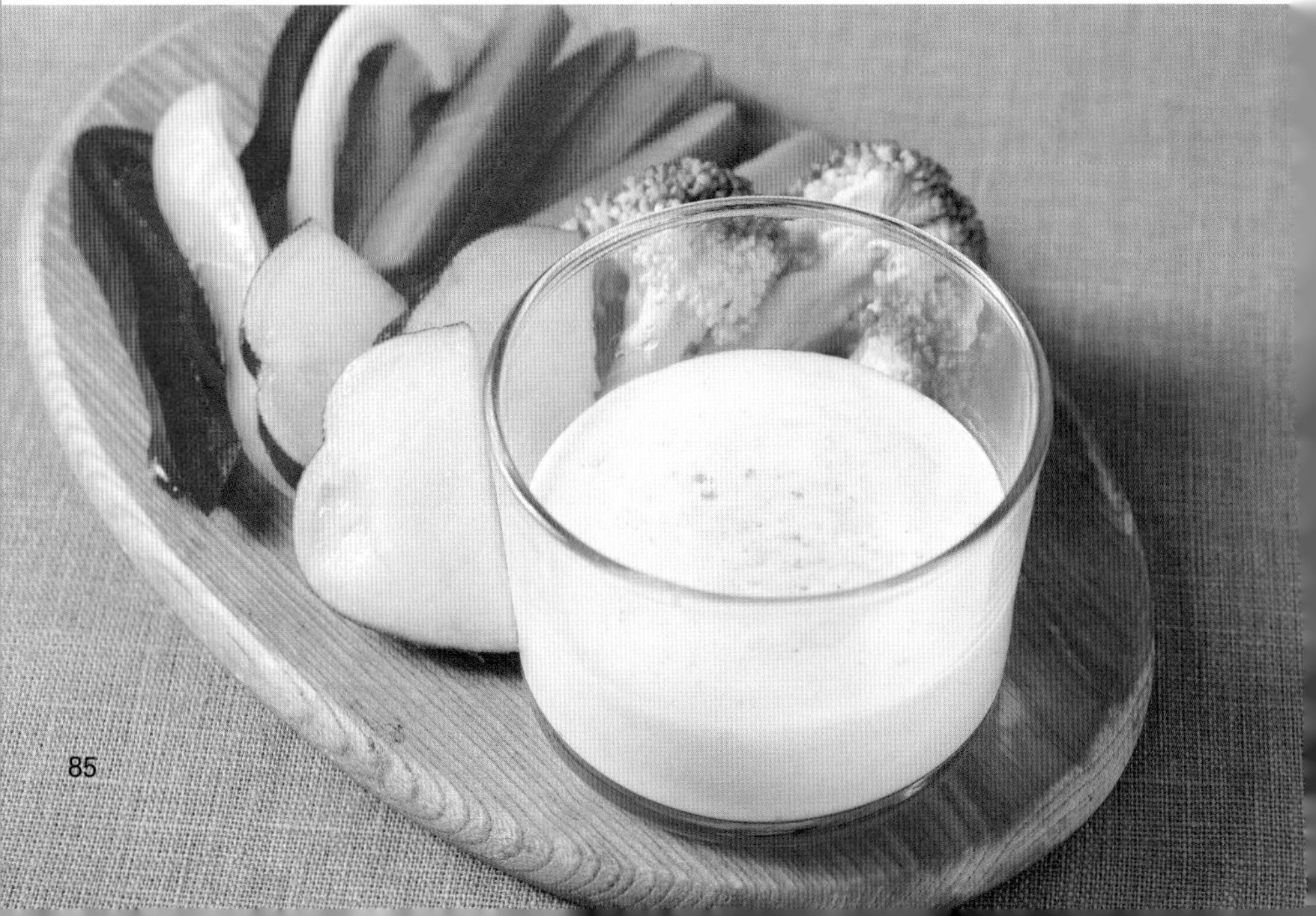

カリウムで「摂ったら出す」を習慣化

血圧を下げるためとはいえ、厳しい塩分制限を続けていたらストレスがたまってしまいます。気をつけていても、つい摂りすぎることもあるし、たまには我慢しないで食べたいときもあるでしょう。無理せず血圧をコントロールするためには、食事や運動で「摂ったら出す」という代謝サイクルを維持し続けることが大切です。食事の面では、塩(ナトリウム)を排出するカリウム不足にならないよう心がけましょう。

健康の基本は「食を楽しむ」こと。

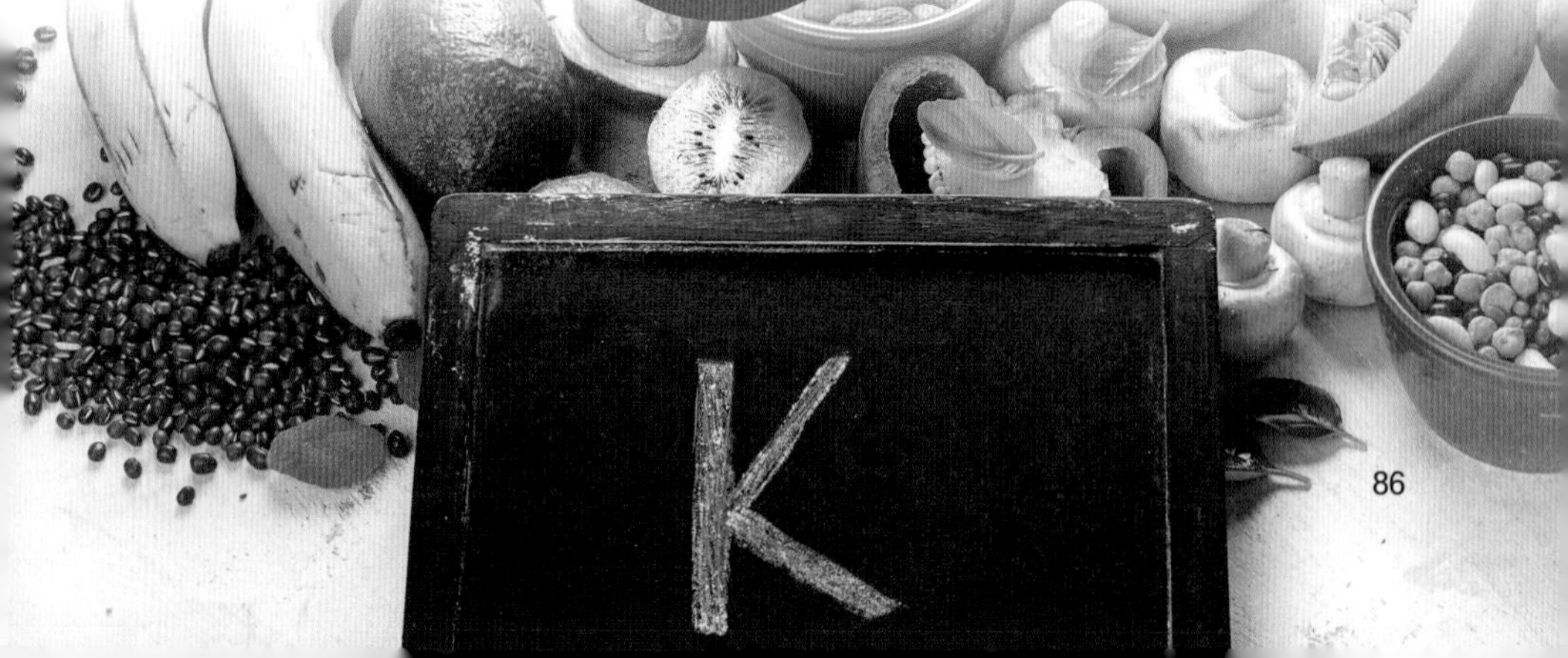

ミネラルバランスが大切
塩の種類を見直す

地球上の生命は海で誕生し、海水からナトリウムを取りこんで生命維持に使うようになりました。私たちの体内にも海水の3分の1の濃度の塩分が存在し、塩分不足では体温を維持することも、筋肉を動かすこともできません。

ただ、体液のミネラルバランスは、海水と同じであることが大切です。ところが、食塩としてスーパーに並んでいる食塩の多くは、成分の99.5%が塩化ナトリウムの精製塩です。そこで、塩を天然塩(自然塩)に変えるというのも1つの手です。海水を蒸発させてつくる天然塩には、ニガリが含まれています。このニガリにはナトリウムの排泄に必要なカリウムやマグネシウムをはじめとするミネラルがバランスよく含まれています。

日本各地の海沿いでつくられる天然塩をはじめ、フランスやイタリアの天日塩、アルプスの岩塩など、バリエーションも豊富で微妙な味やまろやかさの違いも楽しめます。

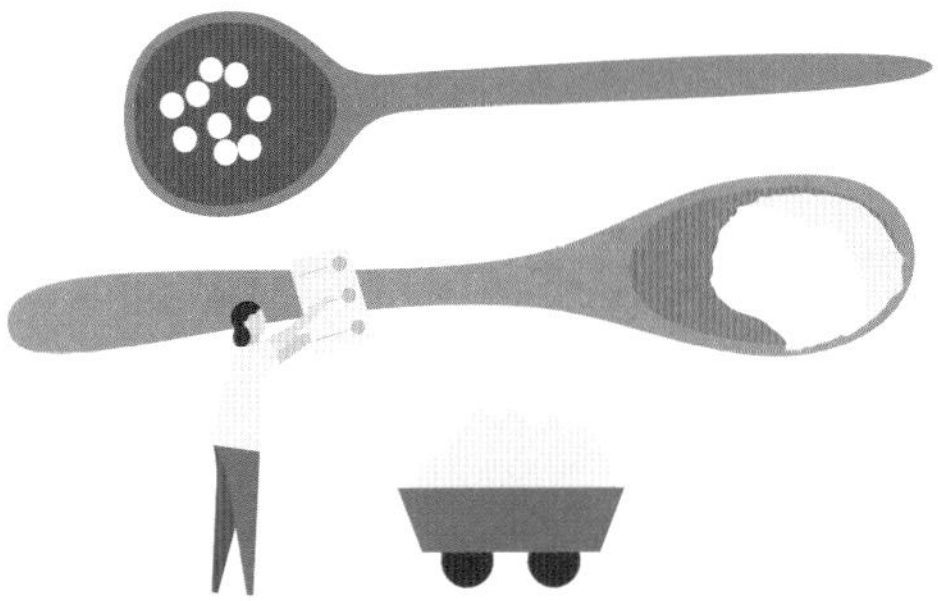

カリウム豊富な野菜の選び方・食べ方

カリウムは、腎臓での塩分（ナトリウム）の再吸収を抑制して、**尿中への排泄を促進**するため、血圧を下げる効果があります。

『日本人の食事摂取基準（２０２０年版）』によれば、カリウムの目標量は成人男性で１日あたり３０００ミリグラム以上、成人女性で２６００ミリグラム以上。腎機能が正常であれ

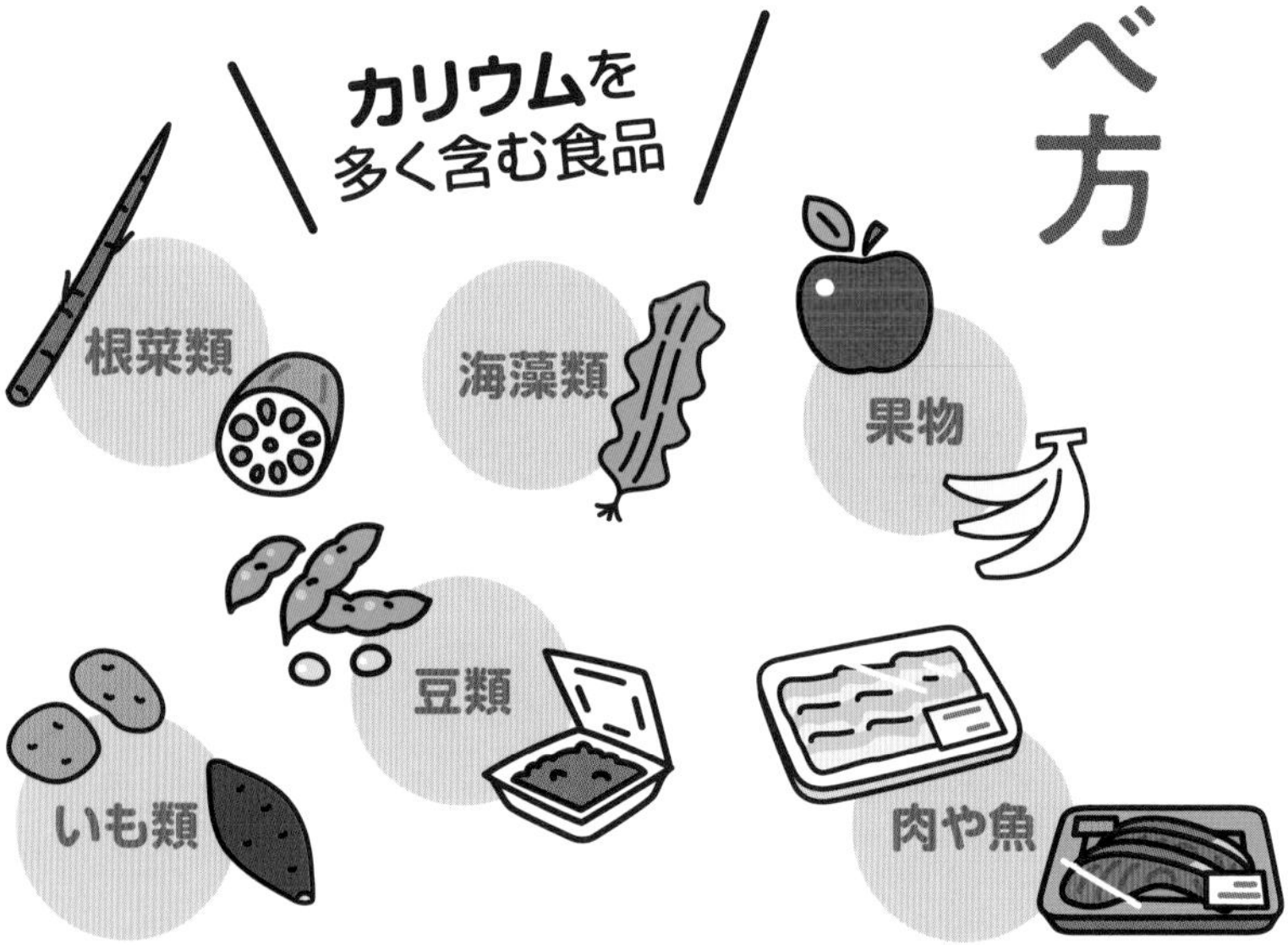

カリウムを
多く含む食品
根菜類
海藻類
果物
豆類
いも類
肉や魚

ば、過剰摂取になる可能性は低いという理由から、上限量は設定されていません（ただし、腎機能が低下している場合、カリウムがうまく排出されないため、過剰摂取には注意が必要です）。

また、ＷＨＯ（世界保健機関）が２０１２年に提案した高血圧予防のために望ましい摂取量は、成人で１日に３５１０ミリグラムです。

ところが、２０１８年の国民健康・栄養調査結果によると、日本人（20歳以上）のカリウムの摂取量は平均で１日あたり２３６２ミリグラム。ほとんどの人が不足しているというのが現状です。特に男性の場合は深刻なカリウム不足といえるでしょう。

カリウムは、肉や魚、わかめやもずくなどの海藻類、にんじん、ごぼう、れんこん、にんにくなどの根菜、じゃがいも、里いも、長いもなどのいも類、枝豆、空豆などの豆類、メロン、スイカ、きゅうりなどのウリ科の仲間、あんず、いちじく、バナナ、イチゴなどの果物にも多く含まれています。また、切り干し大根や納豆にも多く含まれます。

カリウムは水溶性で、ゆでたり煮たりすると水に溶け出します。水にさらしたり、みじん切りにするだけでも失われますから、できれば生のまま丸ごと食べるのが理想です。

ゆでたブロッコリーや小松菜・ほうれん草などのお浸しは、ゆで時間を短めにするか、蒸したり炒めたりして食べるほうがカリウムを多く摂れます。根菜類やいも類も、スープにして汁ごといただきましょう。

カリウムは野菜の皮にも多く含まれるので、皮も捨てずによく洗って食べるとよいでしょう。生のまま丸ごと食べやすい果物もおすすめです。

塩分を摂りすぎたときは、牛乳でリセット

つい、ラーメンやスナック菓子など、塩分の多いものを食べてしまった！　というときは、**牛乳1杯を飲むのがおすすめ**です。

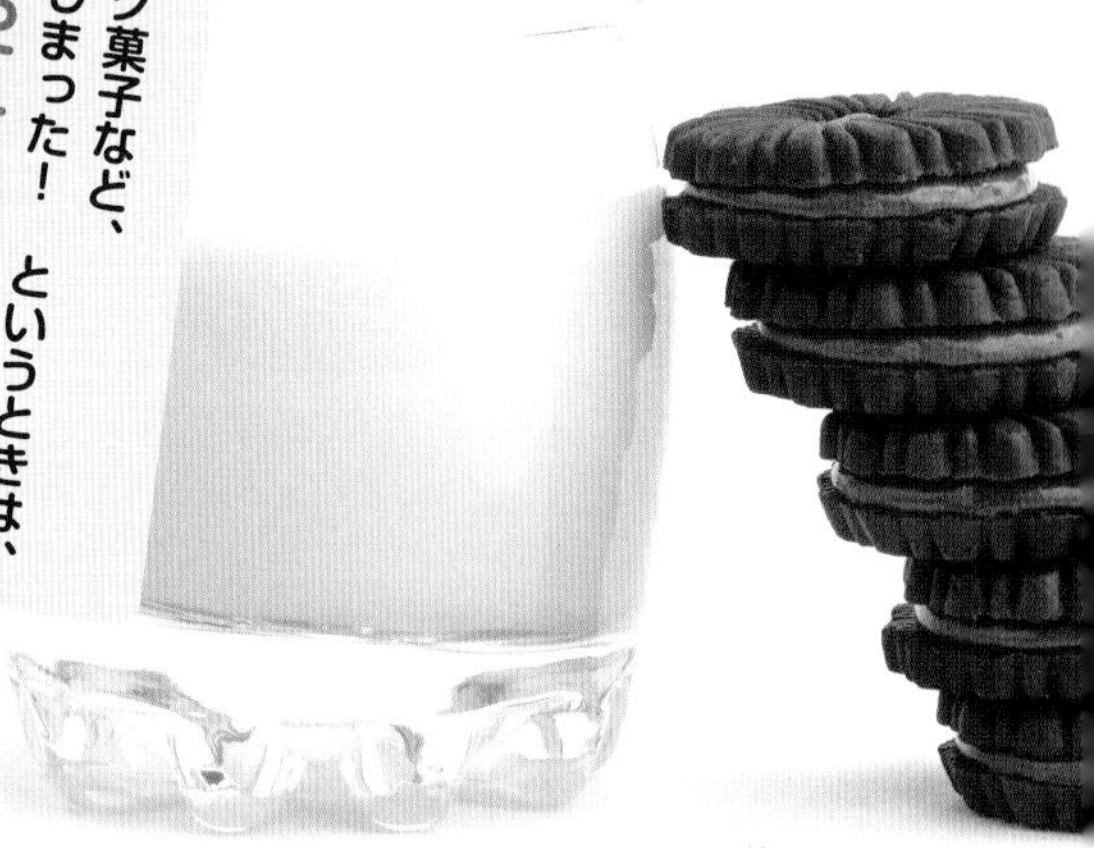

牛乳はカルシウムが豊富なだけでなく、２００ミリリットル中に約３００ミリグラムのカリウムが含まれます。牛乳を１杯飲むだけなら簡単ですよね。

また、口寂しいときは、ドライフルーツやナッツ類もおすすめです。ドライフルーツは天日干ししてある分、カリウムやマグネシウムなどのミネラルも濃縮されています。ナッツ類もカリウムが豊富です。ただし、油でローストして塩をふりかけたものはＮＧ。素焼きで無塩のものを選びましょう。

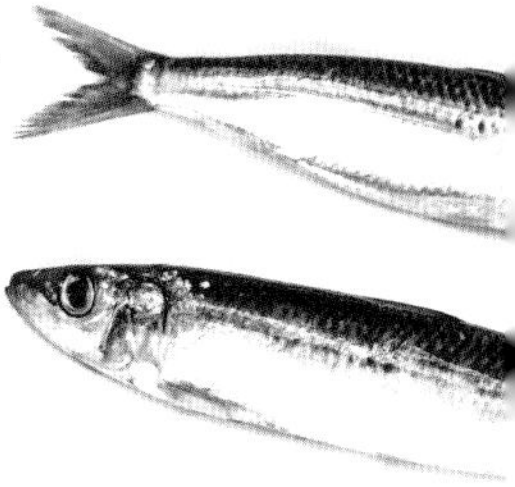

タンパク質＋抗酸化物質でNOを増やす

体内で生産されるNO（一酸化窒素）は、高血圧の救世主です。

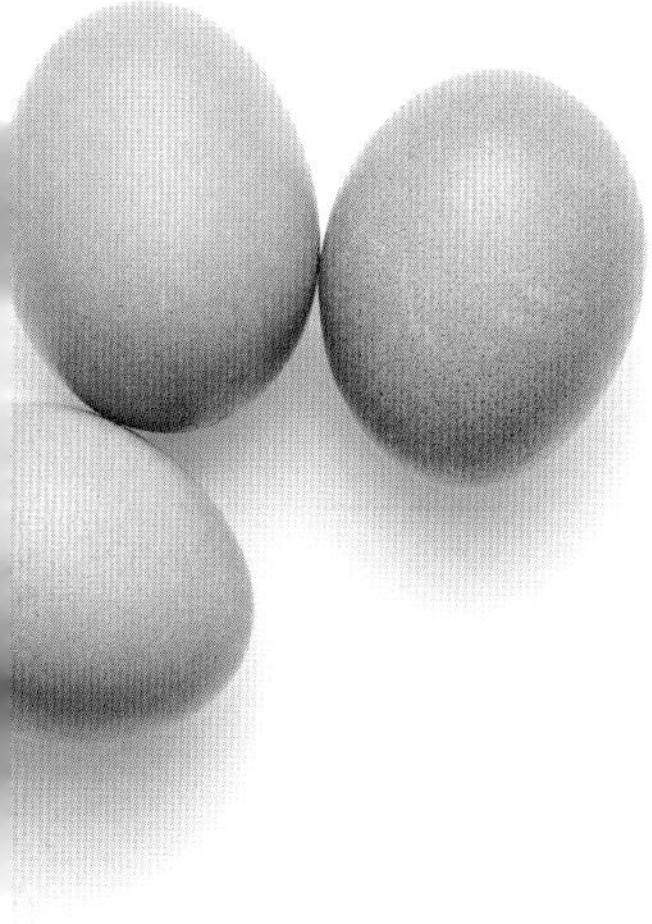

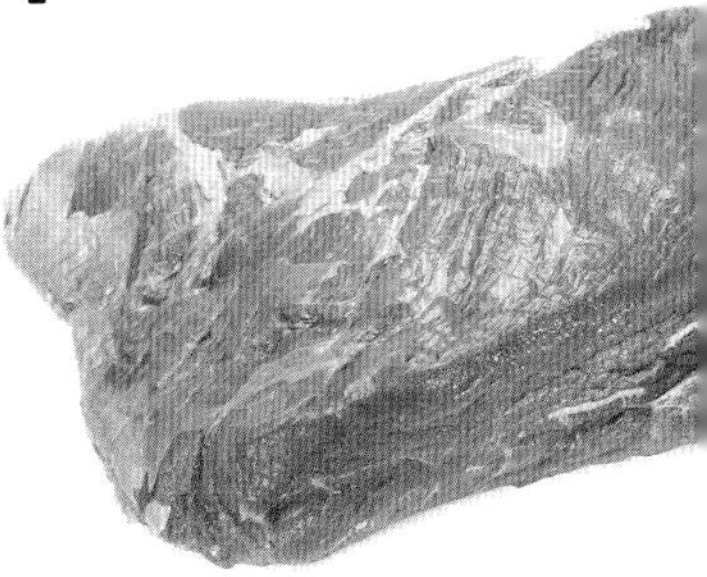

血管内皮細胞が産生するNOは、血管を拡張して血圧を下げたり、血栓がつくられるのを防ぐ働きをします。実は、NOは腎臓でも生産され、塩分の排泄を促すことがわかっています。

NOはタンパク質の構成要素であるアミノ酸でつくられますから、肉・魚・卵などのタンパク質の摂取も不可欠です。

NOを保護するビタミンやポリフェノールが豊富な野菜と一緒にたっぷり摂りましょう。メタボが気になる人は、肉なら低脂質な赤身の肉や鶏むね肉などがよいでしょう。

おすすめ食材

カリウムを十分に 玉ねぎ

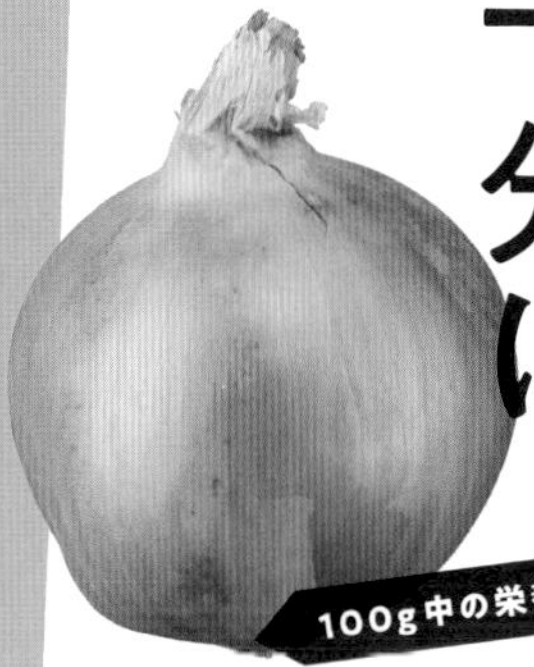

100g中の栄養成分

エネルギー……35kcal
タンパク質……1.0g
脂質……0.1g
炭水化物……8.4g
食物繊維……1.5g
カリウム……150mg
カルシウム……17mg
鉄……0.3mg
ビタミンB1……0.04mg
ビタミンB2……0.01mg
ビタミンB6……0.14mg
ビタミンC……7mg

注目成分

玉ねぎはカリウム、水溶性食物繊維が豊富で、ナトリウムを排出し、血圧の調節に役立ちます。硫化アリルは、血管拡張作用があり、血流をよくすることで血圧を正常にする働きが期待できます。ポリフェノールの一種のケルセチンの抗酸化作用が炎症を抑え、高血圧を予防。水溶性食物繊維とオリゴ糖により腸内環境を整えます。

食べ方のポイント

- 硫化アリルは熱に弱いため生食が効果的ですが、水に溶けやすいためなるべく水にさらさずに食べると効率的。
- 薬味として、香りや辛味で肉や魚もさっぱりと食べやすくなり、減塩にもつながります。
- 刻んで酢に漬けておくと、常備食になります。

れんこん

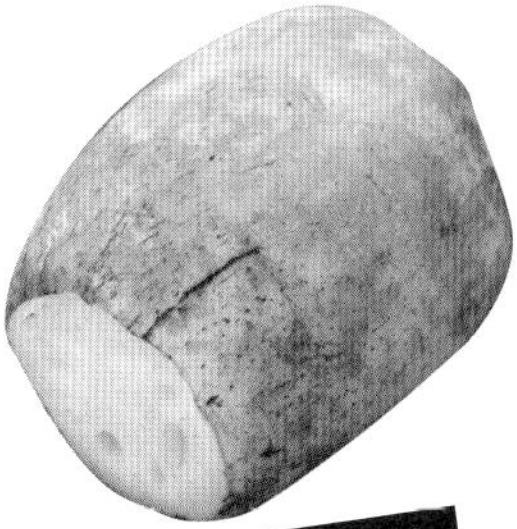

100g中の栄養成分

エネルギー……66kcal
タンパク質……1.9g
脂質……0.1g
炭水化物……15.5g
食物繊維……2.0g
食塩相当量……0.1g
カリウム……440mg
カルシウム……20mg
マグネシウム……16mg
鉄……0.5mg
ビタミンB_1……0.1mg
ビタミンC……48mg

注目成分

れんこんはカリウム、食物繊維が豊富で、整腸作用やナトリウムを排出して血圧を下げる働きがあります。ほかに鉄、カルシウム、マグネシウム、ビタミンB_1、ビタミンCもバランスよく含みます。

シャキシャキと食感よく、よく噛むことで満足感が得られるので食べすぎ防止にもなります。

食べ方のポイント

●カリウムやビタミンCは水に溶け出るため、煮汁も使うか、炒めるとよい。

●水にさらさず、酢水をまぶして電子レンジで加熱するとゆでこぼすよりも栄養損失が少なく、色よく歯ごたえよく下ごしらえできます。

●すりおろすととろみと甘味がつき、スープやタレに入れると減塩につながります。

小松菜

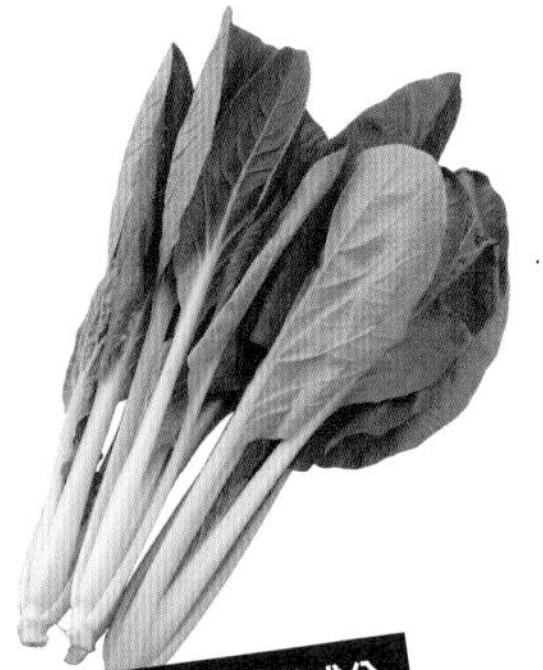

100g中の栄養成分

エネルギー……14kcal
タンパク質……1.5g
脂質……0.2g
食物繊維……1.9g
カリウム……500mg
カルシウム……170mg
マグネシウム……12mg
鉄……2.8mg
βカロテン……3100μg
ビタミンB6……0.12mg
葉酸……110μg
ビタミンC……39mg

注目成分

小松菜など緑色の葉野菜はカリウムをはじめ、カルシウムやマグネシウムなどのミネラルが多く、高血糖を改善し、血圧をコントロールして高血圧を予防し、脂質分解酵素を活性化して脂質異常症を予防します。ほかにも抗酸化作用のあるビタミンや整腸作用がある食物繊維も豊富。

ほうれん草は小松菜より多くカリウムが含まれています。

食べ方のポイント

●ゆでこぼすとカリウム、水溶性ビタミンが流失するため、少ない水で短時間に。ゆでる代わりにラップで包み、電子レンジで1～2分加熱してもよく、炒める、煮る際も強火で短時間で仕上げ、食感と色を残します。生でミキサーにかけ、スムージーにするのもおすすめ。

里いも

注目成分

里いものぬめりは水溶性食物繊維のガラクタンとムチンによるもので、ナトリウムを体外に排出する働きがあります。カリウムが豊富ないも類の中でも特に多いのが里いもで、糖質量も控えめ。高血圧や肥満の予防に役立ちます。ムチンはタンパク質の消化吸収を助け、滋養強壮作用もあり、疲労回復にもつながります。

食べ方のポイント

●下処理済みの水煮や冷凍も便利ですが、旬の時期は生がおすすめ。皮をよく洗い、乾かしてから包丁でむくか、蒸し器やレンジで加熱した後に皮をむくこともできます。

●カリウムや水溶性食物繊維は水に溶けやすいため、煮汁も利用できるスープや薄切りにして焼いても◎。

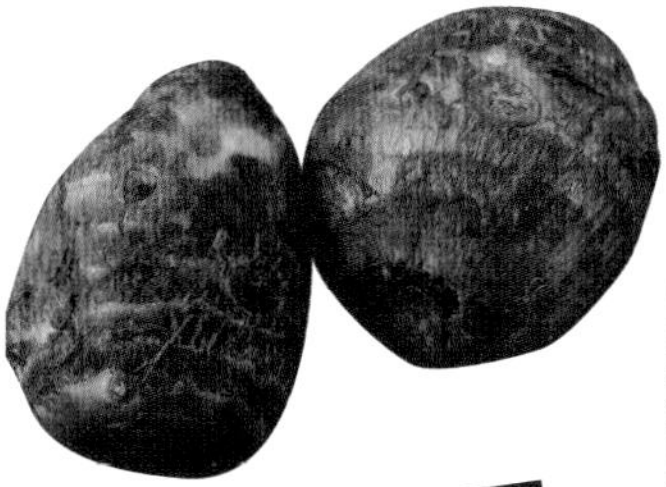

100g中の栄養成分

エネルギー……58kcal
タンパク質……1.5g
脂質……0.1g
炭水化物……13.1g
食物繊維……2.3g
カリウム……640mg
カルシウム……10mg
マグネシウム……19mg
鉄……0.5mg
亜鉛……0.3mg
ビタミンB6……0.15mg
葉酸……30μg

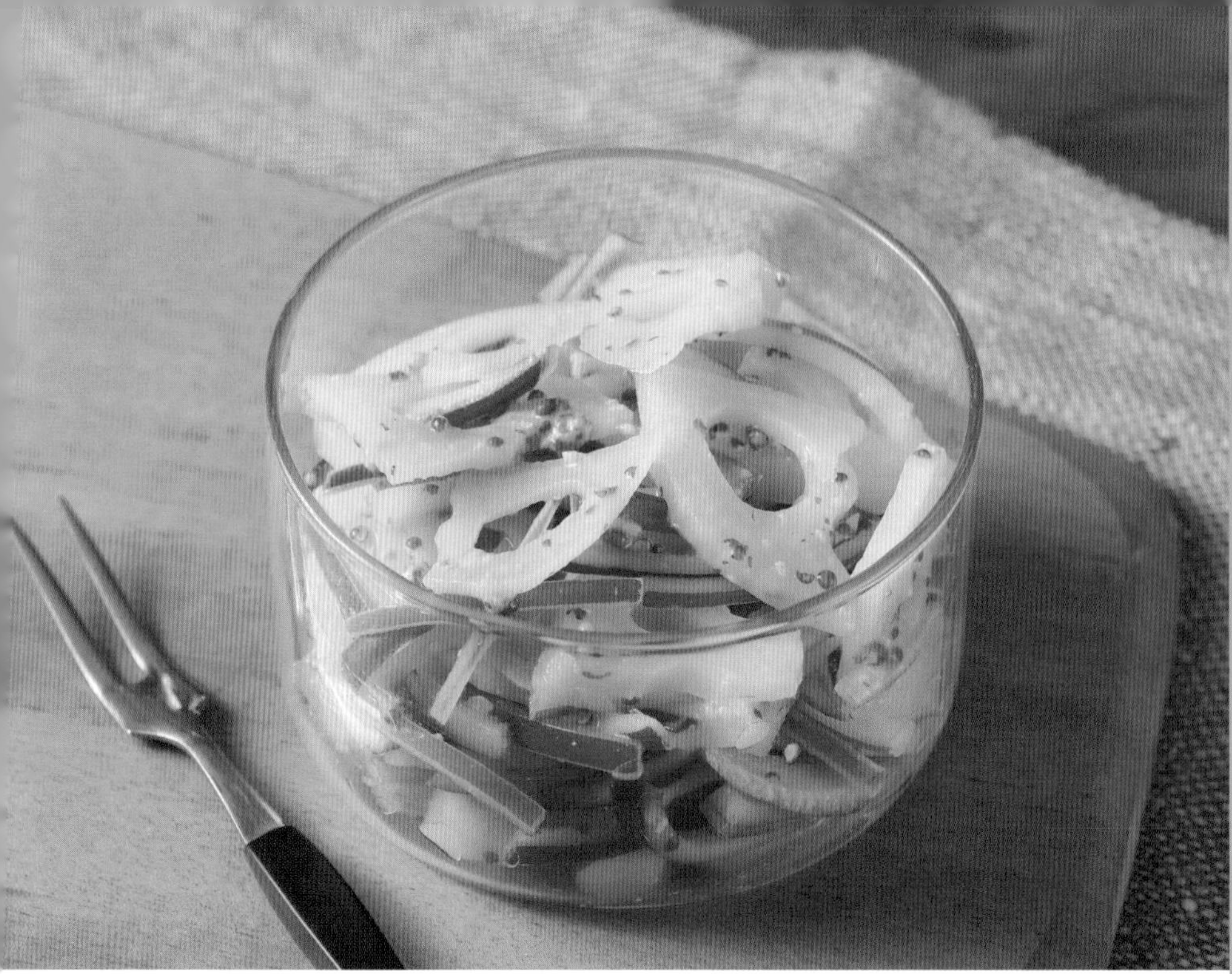

玉ねぎとれんこんのマスタードピクルス

レンジ加熱で水溶性のビタミンや硫化アリルなどの有効成分の流失を防ぎます。減塩に効果的な酢はマイルドな米酢のほか、すっきりとしたワインビネガーなど好みでお試しを。

材料 2人分

赤玉ねぎ（玉ねぎ）…… 1/2個（80g）
れんこん …… 80g
酢、水 …… 各大さじ1
Ⓐ粒マスタード …… 小さじ1と1/2
粉末昆布だし …… 小さじ1/4
塩 …… ひとつまみ（小さじ1/8）
こしょう …… 少々

作り方

❶れんこんは薄いいちょう切りにし、耐熱ボウルに入れて酢、水をふり、ふんわりラップをかけ、電子レンジで2分ほど加熱する。
❷赤玉ねぎは半分にして薄切りにし、❶が熱いうちに加えて混ぜる。
❸冷めたらⒶを混ぜる。
（冷蔵庫で2時間～一晩おくと味がなじみます。好みでオイルをかけたり、ツナや蒸し豆などを加えても）

小松菜と里いものとろとろスープ

材料 2人分

小松菜 …… 50g(2株)
里いも …… 100g(水煮、冷凍可)
なめこ …… 50g(1/2袋)
だし汁 …… 300ml
みそ …… 大さじ1ほど

作り方

❶小松菜は1cmほどに粗く刻む。里いも水煮は1.5cm角ほどに切る(なめこは洗わずそのまま使用)。
❷鍋にだし汁、里いもを入れてふたをし、やわらかくなるまで煮る。なめこ、小松菜を加えてしんなりするまで煮て、みそを溶き混ぜて火を止める。

煮汁に溶け出るカリウムや食物繊維などをムダなく摂るにはスープがおすすめ。みそは塩分が多く摂りすぎには注意が必要ですが、カリウムやアミノ酸を含み、血圧対策によい面もあります。だし汁のうま味を生かして、みそは少量に。減塩みそを利用しても。

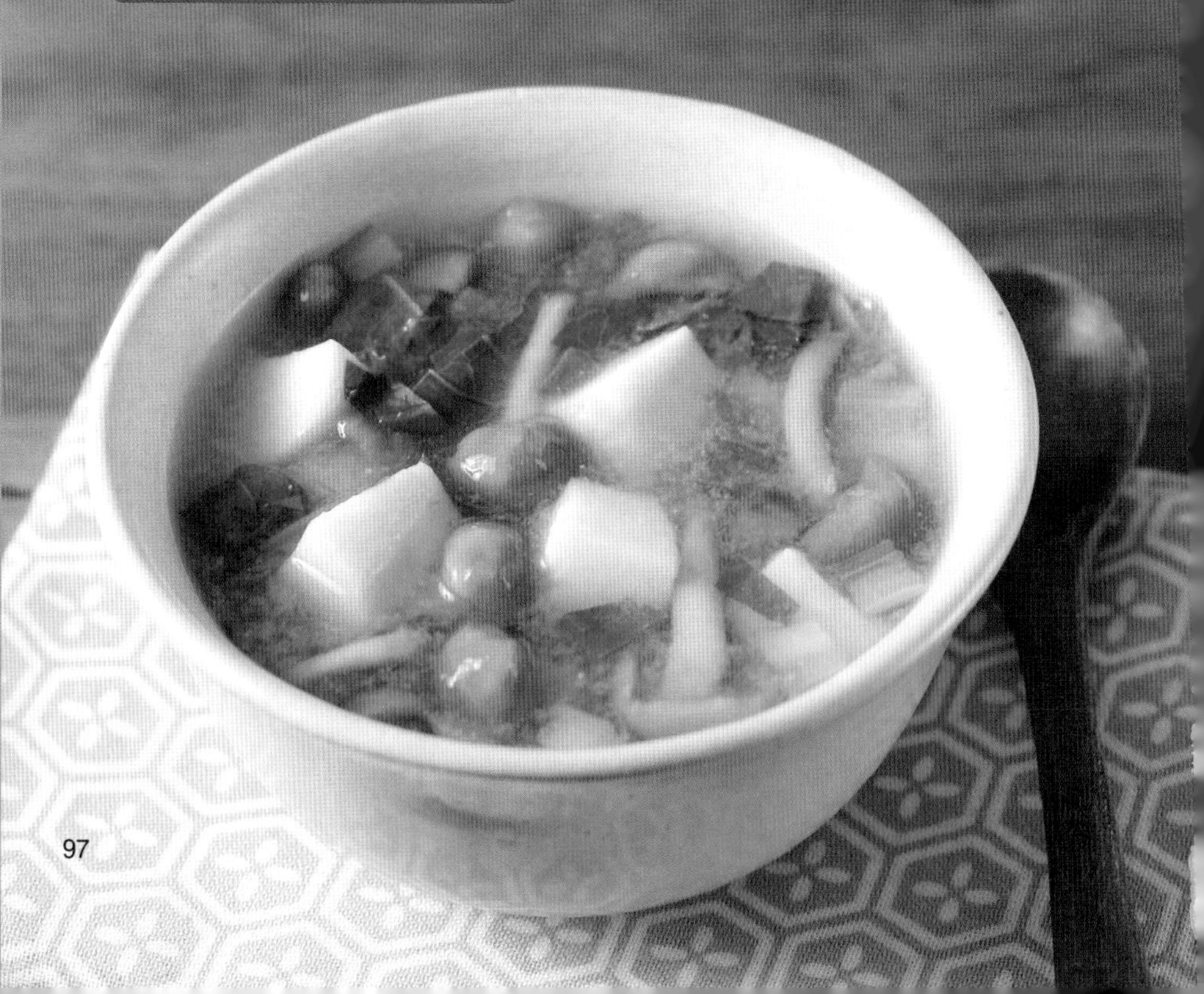

血圧を下げながら内臓脂肪を減らす

現代人の高血圧の要因の1つは、肥満。それも内臓脂肪型肥満によるメタボリックシンドロームが大きな要因です。

ただ体重を落とすだけでは**ダメ！**

内臓脂肪を減らすことは、減塩と同じくらい重要な高血圧予防策です。

ただし、ただ単に食事量やカロリーを減らして体重を落とすだけのダイエットではダメ。特に、すでに「血圧が高め」な人の場合、血圧を下げながら内臓脂肪を落としていきましょう。

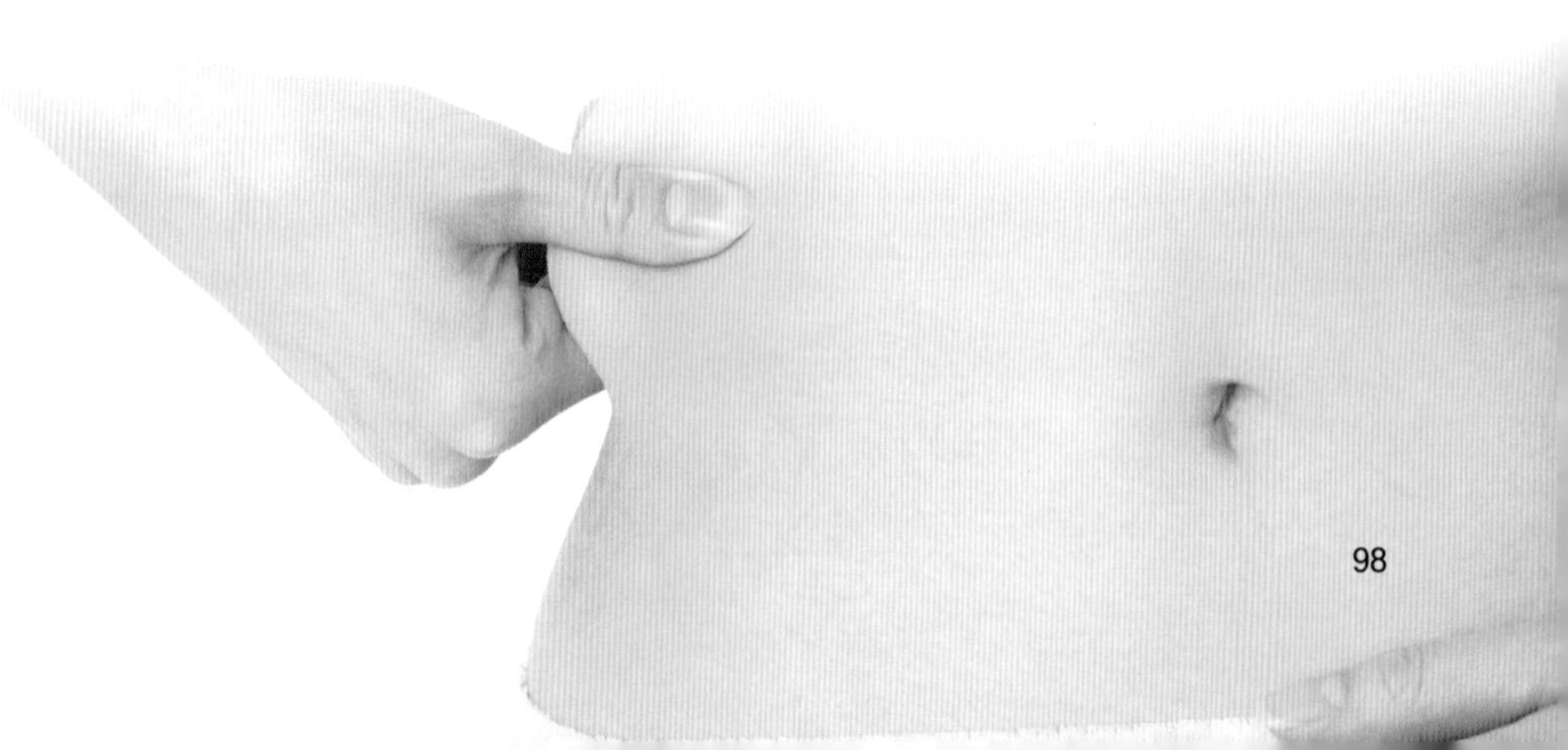

高血圧予防のための食事療法 DASH食って何?

現在、米国立衛生研究所(NIH)などが考案したDASH食が注目されています。

「DASH」とは Dietary Approaches to Stop Hypertension の略で、高血圧予防のための食事療法のこと。DASH食は塩分の摂取量を制限した減塩メニューではありません。しかし、1997年に世界的科学誌『ニューイングランド・オブ・メディスン』で発表された研究によれば、高血圧患者にDASH食を続けてもらったところ、3週間で血圧が5.5/3.0㎜Hg低下。さらに2001年に発表された研究結果では、DASH食に減塩を組み合わせることで、最大の降圧効果が証明されています。日本高血圧学会の『高血圧治療ガイドライン』でも、2009年から科学的根拠のある食事療法として紹介されています。

もともとDASH食は、体重を減らすためにつくられたものではありませんが、血圧に影響を与える要素(加工食品、トランス脂肪酸、過剰な砂糖など)が体重にも影響を与えるのは明らかです。実際、DASH食を続けた人は、8～24週間で、ほかの低カロリーダイエットを行った人より体重の減少率が大きかった、という研究結果もあります。

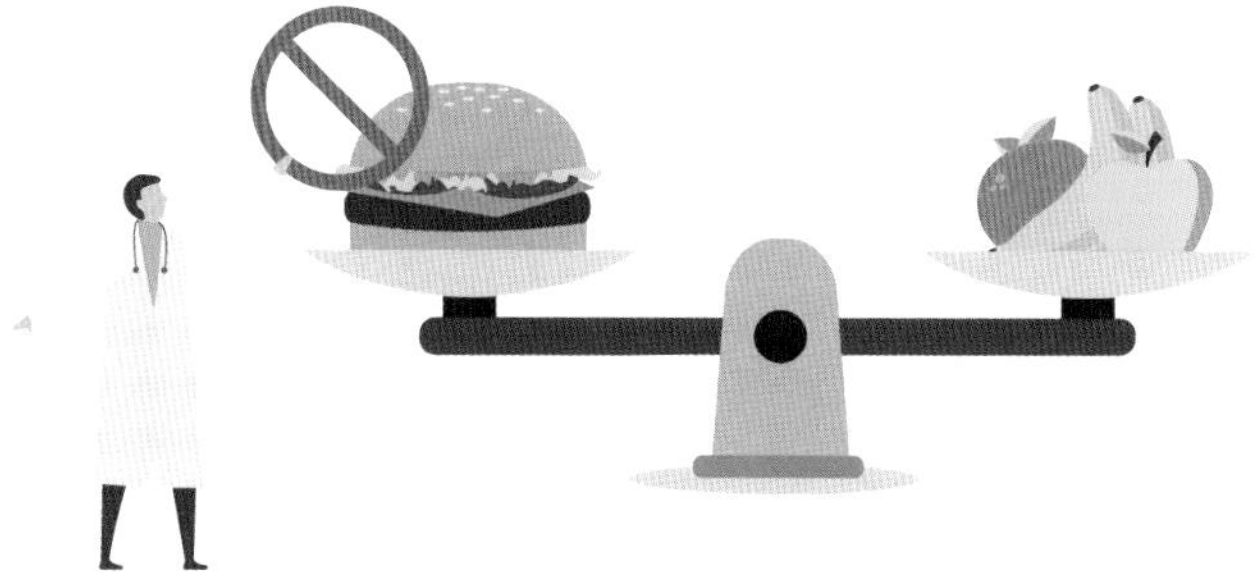

日本的DASH食のルールとは?

DASH食は、**細かい制限はありません。**

基本的には「体によい食べものを増やし、体によくない食べものを減らす」食事法です。

●増やしたいもの

・野菜、果物、低脂肪乳製品

●減らしたいもの

・ナチュラルでない食べもの(加工食品)
・飽和脂肪酸やコレステロールが多い食べもの
(脂肪分の多い肉や、乳製品)
・お菓子などの甘いもの

低脂質・低カロリーな
血圧を下げる食事法
DASH食

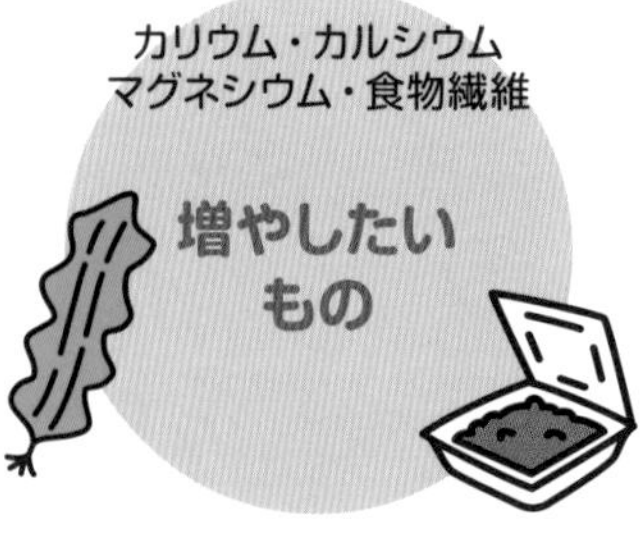
カリウム・カルシウム
マグネシウム・食物繊維
増やしたいもの

野菜・海藻類・果物
低脂肪乳製品・大豆食品
赤身の肉・青魚

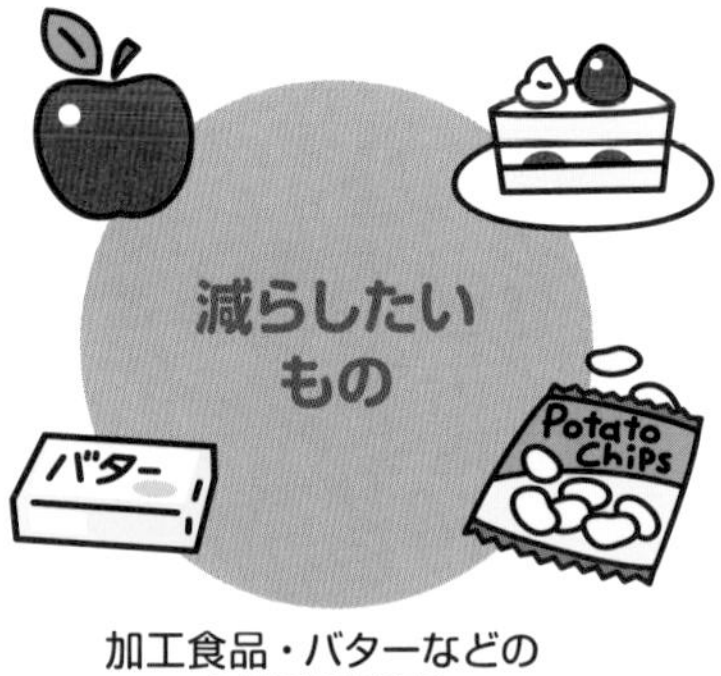
減らしたいもの
バター
Potato Chips

加工食品・バターなどの
全脂肪乳製品
酸化した油(植物油など)
脂肪分の多い肉・お菓子類

日本と米国では食文化の違いがありますが、高カロリー・高脂肪・高糖質になりがちな食環境は同じです。米国との食文化の違いを考慮しながら、うまく日本人に合ったＤＡＳＨ食を実践していきましょう。

たとえば、「果物をたくさん食べる」よう推奨されていますが、日本では品種改良によって糖度を高くした果物が非常に多くなっています。果物の食べすぎには注意したほうがよいでしょう。

また、欧米には海藻を食べる習慣がないため特に海藻に関する記述がないのですが、日本には海藻類が豊富です。カリウムを多く含む「海の野菜」である海藻をしっかり食べましょう。

同様に、昨今では欧米でも納豆や豆腐などの大豆食品が注目されていますが、ＤＡＳＨ食にはその記述もありません。日本が誇る伝統的大豆食品もしっかり食べましょう。

そしてもう1つ注意したいのは、欧米には日本のような「主食」という考え方がないということです。代わりに「メインディッシュ」という考え方があります。つまり、肉や魚がメインで、パンはあくまでも「副食」です。そこで日本人がＤＡＳＨを実践する場合にも、「ごはん・麺類・パン」などは「副食」だと考えて控えめにし、肉や魚などのタンパク質と野菜をしっかり食べるようにしましょう。

日本は魚も種類が豊富です。特に青魚は動脈硬化の予防に役立つ不飽和脂肪酸のＥＰＡ（エイコサペンタエン酸）やＤＨＡ（ドコサヘキサエン酸）を豊富に含みます。青魚を積極的に食べましょう。

腸内環境を整えて「やせ菌」を増やす!

腸内環境の悪化は、肥満、動脈硬化、糖尿病、脂質異常症など、あらゆる生活習慣病と非常に深い関係があることがわかっています。

腸内環境が悪化するということは、善玉菌が減って悪玉菌が優性の腸内環境になるということ。その結果、腸の粘膜に炎症が起きると、炎症物質が血液にのって全身をめぐります。すると、血管内皮細胞が産生するＮＯ（一酸化窒素）

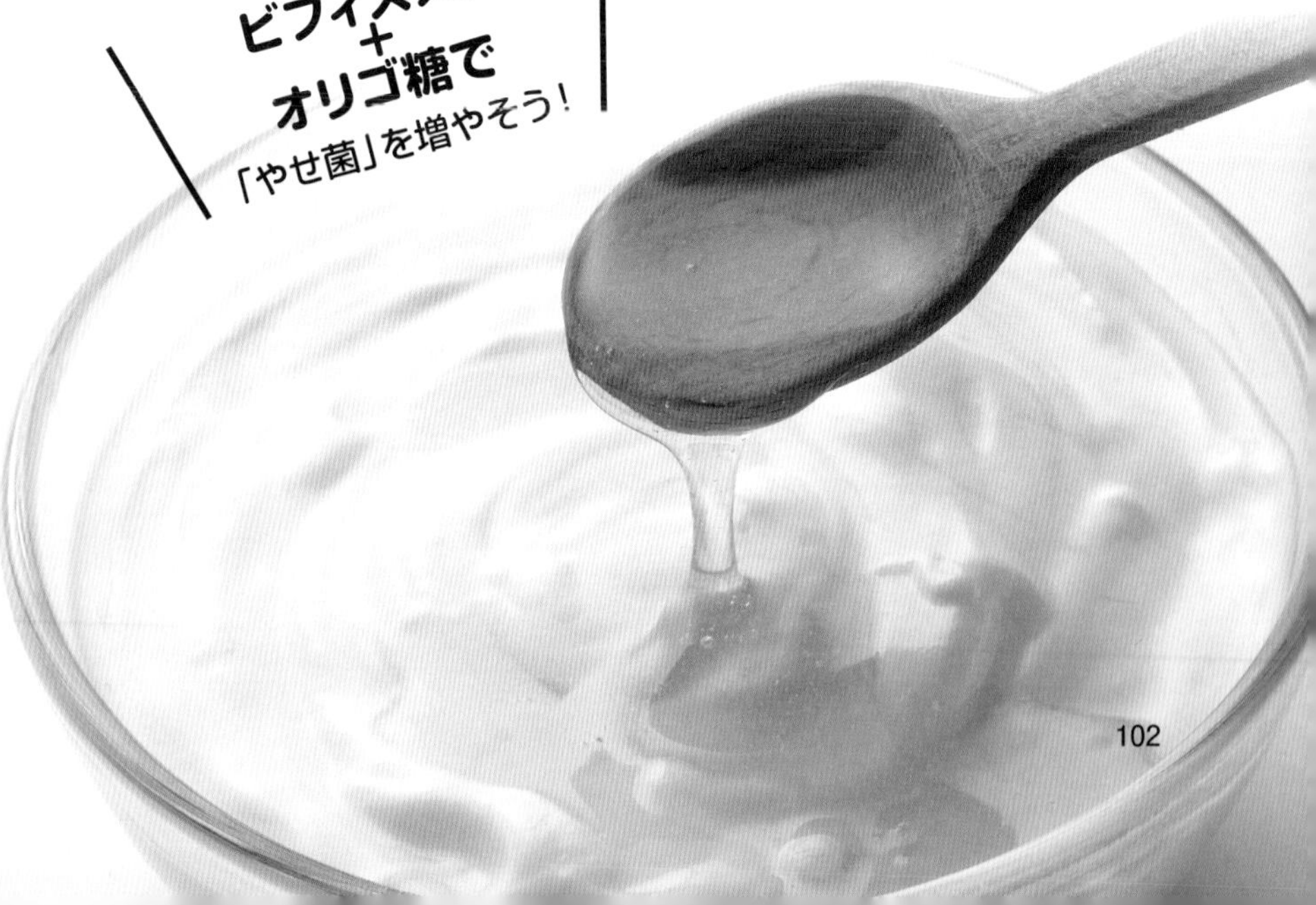

が減少して、血圧上昇や動脈硬化の要因になってしまいます。

「脳腸連関」といって、腸は脳に大きな影響を与えていますから、腸内環境が悪化するとその信号が脳に送られて交感神経が活発化し、さらに血圧が上がりやすくなります。

また最近では、腸内細菌の中には「太らせ菌」や「やせ菌」がいることもわかってきました。高脂肪食などで「太らせ菌」が増えると、太りやすく、逆に低脂肪で食物繊維の多い食生活を送っていると「やせ菌」が増えて脂肪を燃焼しやすくなるといわれています。太るか太らないかは腸内環境にも大きな影響を受けていたわけです。

腸内には善玉菌や悪玉菌のほかに、どっちつかずの「日和見菌」もいます。「太らせ菌」や「善玉菌」はこの日和見菌で、善玉菌が増えると「やせ菌」が増え、悪玉菌が増えると「太らせ菌」が増えてしまいます。そこで、善玉菌の代表選手であるビフィズス菌を積極的に増やして善玉菌優性の腸内環境をつくっていきましょう。

ビフィズス菌はすべてのヨーグルトなら何にでも含まれているというわけではありません。ビフィズス菌を含むものを選んだり、ビフィズス菌のエサとなる食物繊維やオリゴ糖を積極的に摂るようにしましょう。乳製品を摂ると「お腹がゴロゴロする」という「乳糖不耐症」の人でも、食物繊維やオリゴ糖を摂れば、自前のビフィズス菌を増やすことができます。

オリゴ糖はきな粉やはちみつ、玉ねぎなどに多く含まれます。DASH食でダイエット中は低脂肪なビフィズス菌配合ヨーグルトにきな粉やはちみつを入れるとよいでしょう。

太ることは、体が炎症すること。抗酸化物質で火消ししよう！

体が炎症すると、動脈硬化などの生活習慣病や老化が促進されるだけでなく、免疫力も低下してしまいます。

内臓脂肪が増えると、脂肪細胞から体を炎症させる炎症性物質がバンバン分泌されるようになります。つまり、太るということは体が炎症するということ。体が炎症すると、動脈硬化などの生活習慣病や老化が促進されるだけでなく、免疫力も低下してしまいます。

こうした炎症性物質に対抗するには、日頃から酸化・炎症を抑制する抗酸化物質をしっかり

緑茶カテキン＋ポリフェノールで抗酸化！

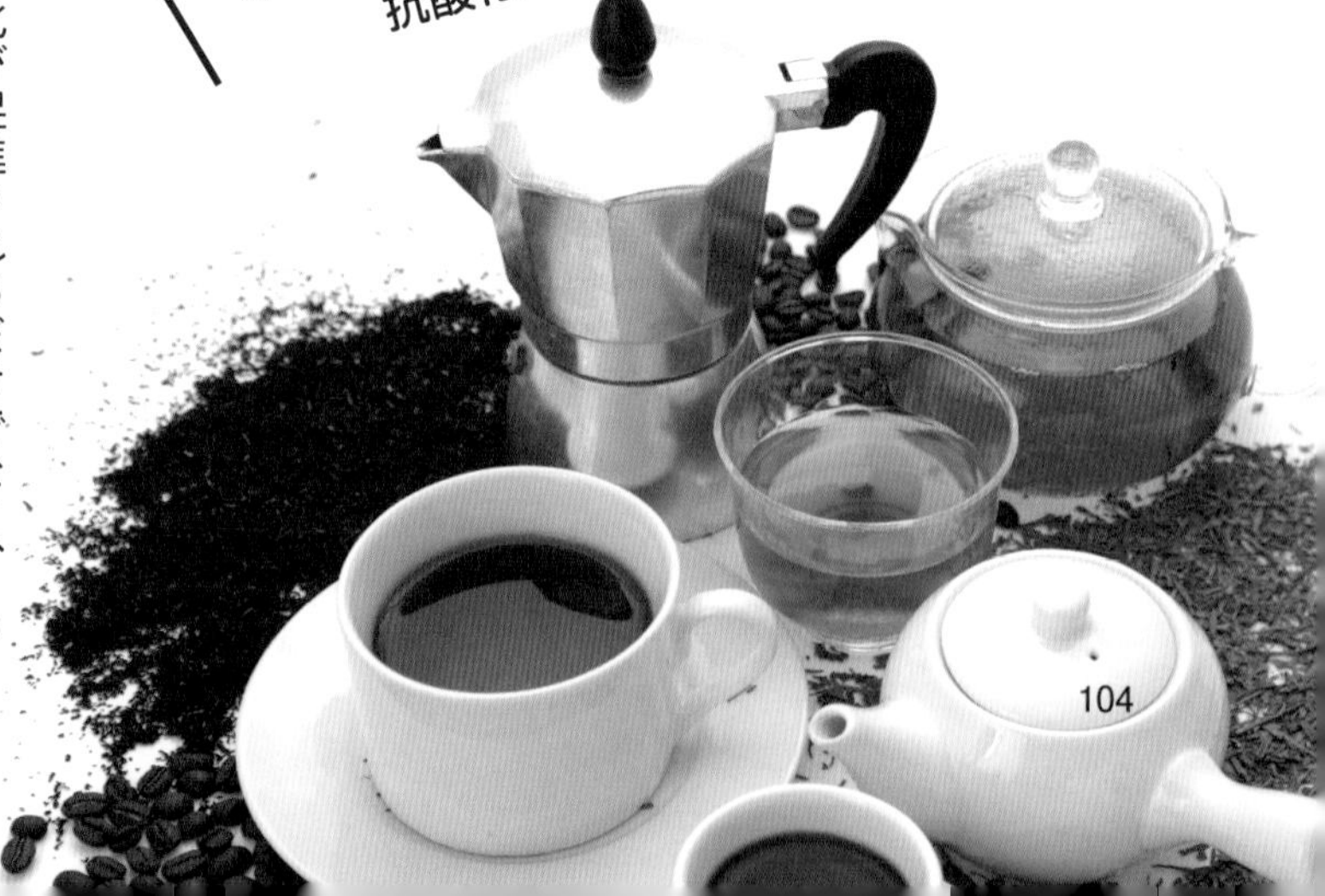

摂っておくことです。

抗酸化物質は体内で合成される体内合成抗酸化物質のほかに、ポリフェノールとカロテノイドがあります。ポリフェノールには、ブルーベリーなどに含まれるアントシアニン、大豆に含まれるイソフラボンやサポニン、ごまの成分が変化してできるセサミノール、そばに含まれるルチン、緑茶のカテキンと発酵茶（紅茶・ウーロン茶など）のテアフラビンの総称であるタンニンなどがあります。一方、カロテノイドは、緑黄色野菜や果物など多くの食品に含まれるβ-カロテンやリコピン、鮭などの魚類が持つアスタキサンチンなどが知られています。

サプリメントで摂ってもよいのですが、サプリメントは「濃縮された栄養素＋添加物」でつくられています。体に不要な添加物や使いきれなかった栄養素を排泄しなければならないため、天然の食べものより腎臓の仕事を増やしてしまいます。塩分を排泄するのに忙しい腎臓に余計な負担をかけないためにも、できるだけ天然の食べもので抗酸化物質を摂りたいものです。

食後に緑茶カテキンを含む緑茶やクロロゲン酸などのポリフェノールを含むコーヒーを飲むのもよい方法です。緑茶やコーヒーには血管を収縮させるカフェインが含まれているため、飲んだ後は少しだけ血圧が上がりますが、継続的に飲むとポリフェノールの働きで血圧を下げる効果を得られます。

だからといって、過剰摂取は危険。コーヒーの場合、１日６杯以上飲むと血管が酸化・炎症するリスクが上がるといわれているので、１日５杯以内にしましょう。逆に緑茶は１日５杯で脳心血管疾患のリスクが低下するといわれています。

おすすめ食材

肥満を予防 もち麦

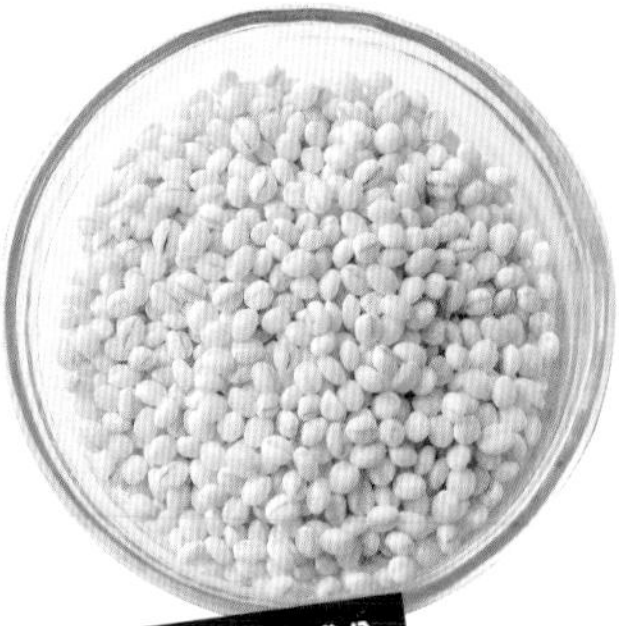

100g中の栄養成分

エネルギー……334kcal
タンパク質……9.8g
脂質……1.9g
糖質……62.8g
食物繊維……13.1g
カリウム……262mg
カルシウム……37mg
鉄……1.7mg
ビタミンB1……0.14mg
ビタミンB2……0.03mg

注目成分

もち麦に含まれる難消化性デンプン（レジスタントスターチ）は腸内環境を整え、悪玉コレステロールを低下させ、血糖値をコントロールし、満足感が持続する作用が期待できます。さらにもち麦に多いβグルカンは糖質の吸収を穏やかにし、血糖値の上昇を抑制する働きがあります。タンパク質、カリウム、鉄、ビタミンB1なども含み、血圧安定に加え、ダイエット効果も期待できます。

食べ方のポイント

●ゆでもち麦を1回分ずつラップで包み冷凍するとよい（解凍し、サラダ、スープ、ハンバーグ、納豆などに加えて）。
●〈もち麦ごはん〉炊飯釜に米2合と2合分の水を入れ、もち麦50gと水100㎖を加えて普通に炊く。もち麦の割合はお好みで。

大豆・大豆製品

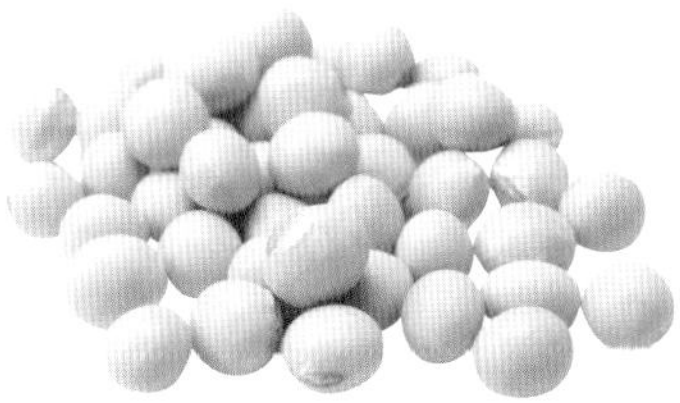

100g中の栄養成分

エネルギー……62kcal
タンパク質……5.3g
脂質……3.5g
炭水化物……2.0g
食物繊維……0.9g
マグネシウム……150mg
カルシウム……75mg
マグネシウム……50mg
鉄……1.2mg
ビタミンB_1……0.11mg
※絹豆腐の栄養成分

注目成分

大豆のタンパク質は脂質の吸収を抑え、悪玉コレステロールを下げる働きがあるとされ、食物繊維や糖質の代謝を促すビタミンB_1もダイエットの味方に。また、カルシウム、マグネシウム、カリウムなどバランスよく含み、血圧や血糖値の安定にも役立ちます。機能性成分も豊富で、抗酸化成分のサポニン、善玉菌のエサになるオリゴ糖、女性ホルモンに似た働きをするイソフラボンが含まれます。

食べ方のポイント

●水煮大豆、納豆、豆腐（厚揚げ、がんもどき）、高野豆腐などの加工品も肉にかわるタンパク源として活用して。
●納豆、みそなどの発酵大豆食品は血圧を下げる作用も期待できますが、みそは塩分も多いため、摂りすぎには注意して。

海藻

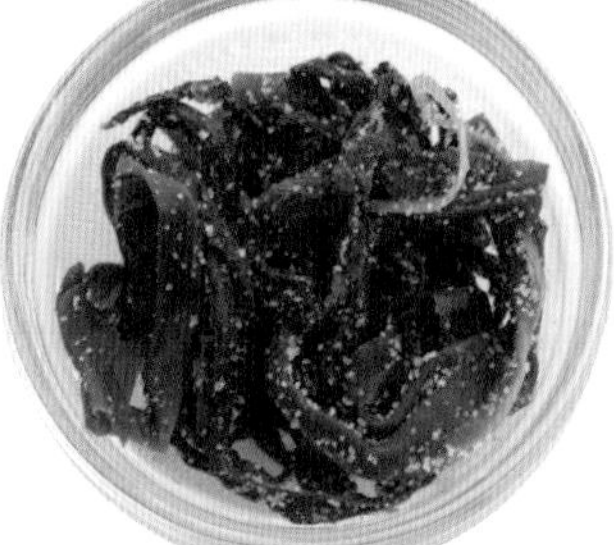

100g中の栄養成分

エネルギー……27kcal
タンパク質……1.1g
脂質……0.3g
炭水化物……11.6g
食物繊維……3.1g
食塩相当量……0.9g
カリウム……890mg
カルシウム……200mg
マグネシウム……120mg
鉄……0.7mg
亜鉛……0.3mg

※昆布水煮の栄養成分

注目成分

海藻にバランスよく含まれるカリウム、マグネシウム、カルシウムなどのミネラルにより、塩分の排出を促し、血圧を調整する作用があります。海藻類は水溶性食物繊維が多く、悪玉コレステロールを排出し、内臓脂肪を減少させる作用が期待できます。低エネルギーで低脂肪、食後の血糖値の上昇を抑える働きもあり、満腹感も得られます。海藻（特に加工品）は塩分も含むため摂りすぎには注意。

食べ方のポイント

●刺身に生わかめ、生切り昆布を添えるのもおすすめ。

●昆布はうま味成分のアミノ酸（グルタミン酸）により、だしをとるとおいしく減塩できます。

●焼きのり、青のりなどの乾物は、仕上げに使うとよい香りで減塩できます。

キャベツ

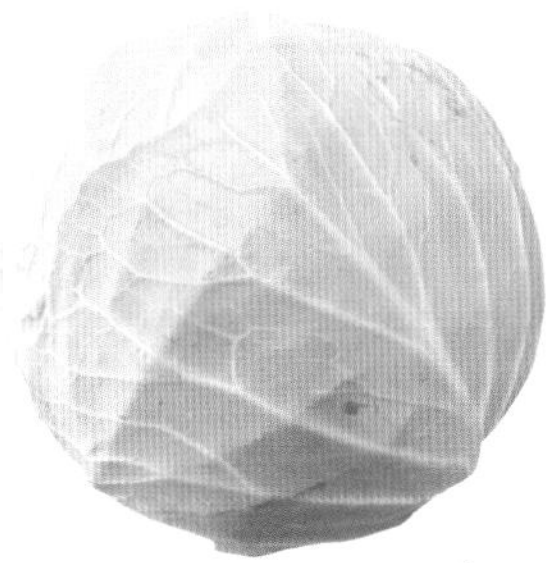

100g中の栄養成分

エネルギー……23kcal
タンパク質……1.3g
脂質……0.2g
炭水化物……5.2g
食物繊維……1.8g
カリウム……200mg
カルシウム……43mg
マグネシウム……14mg
鉄……0.3mg
葉酸……78μg
ビタミンC……41mg

注目成分

キャベツはカリウム、カルシウム、マグネシウムなどのミネラルや食物繊維が多く、血圧を下げる働きが期待できます。抗酸化作用が高いビタミンCや鉄分、タンパク質の合成を助ける葉酸も含み、タンパク質の多い食品とあわせて食べると、筋肉を増やして脂肪を減らし、貧血予防や丈夫な血管をつくるためにも役立ちます。

食べ方のポイント

●ゆでこぼすとカリウムや水溶性ビタミンが流失するため、サラダや蒸す、炒めるかスープで煮汁も飲むとよい。
●電子レンジで温めてしんなりさせるとたくさん食べられ、常備菜としても活躍。
●食事のはじめに食べると満足感が高まり、食事量を抑えられます。

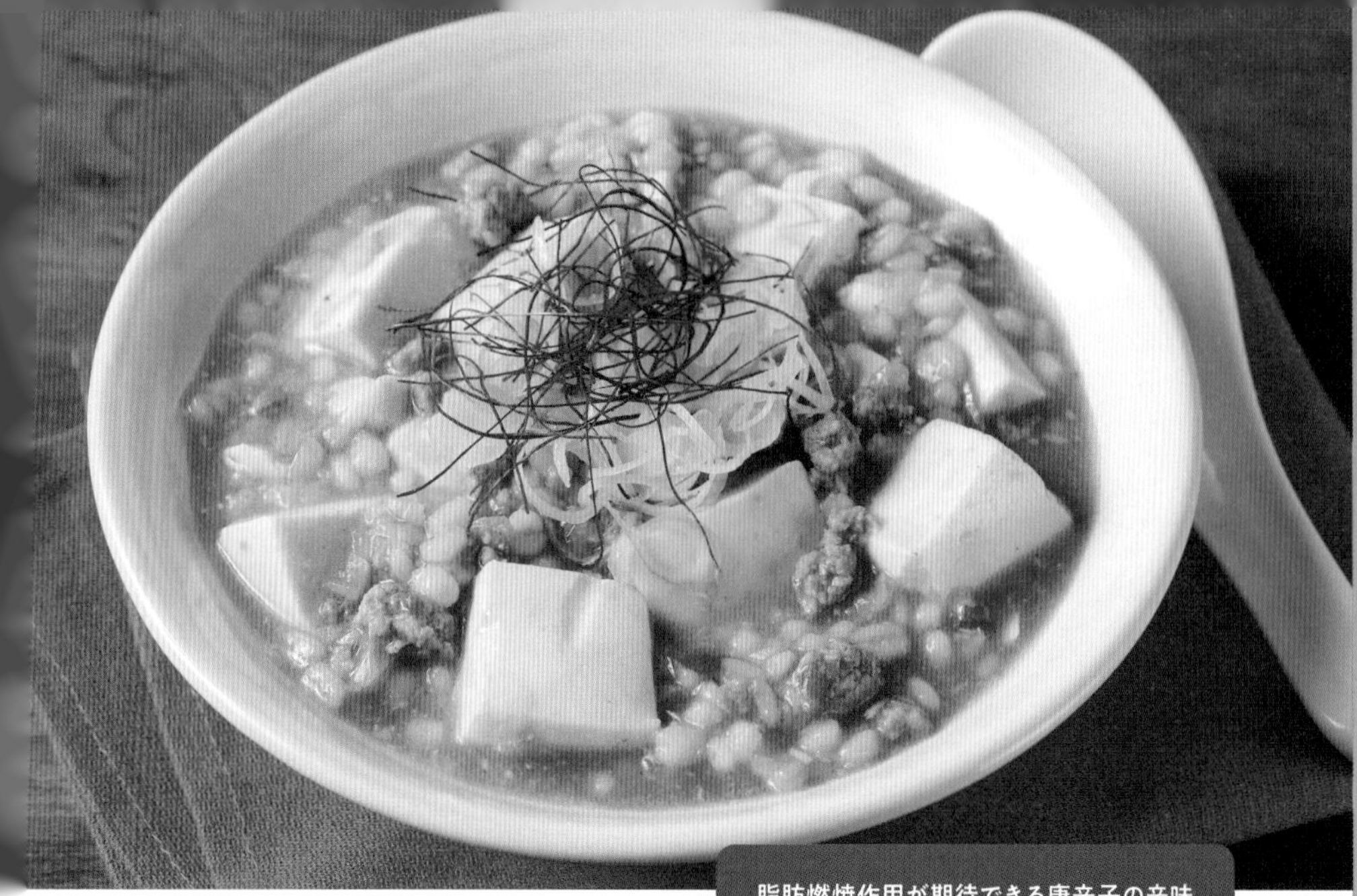

脂肪燃焼作用が期待できる唐辛子の辛味で、調味料は控えめに。もち麦のとろみも利用し、油や片栗粉の量も抑えられます。

もち麦入り
麻婆豆腐

材料 2人分

もち麦 …… 大さじ3(40g)
豚ひき肉 …… 50g
絹豆腐(一口大に切る) …… 300g(1丁)
長ねぎ …… 45g(1/2本)
にんにく、
しょうが(みじん切り) …… 各小さじ1
ごま油 …… 小さじ2
豆板醤 …… 小さじ1
Ⓐ水 …… 200ml
片栗粉、みそ(あれば甜麺醤)、
しょうゆ …… 各小さじ2
好みのスープの素
(顆粒) …… 小さじ1/2
(好みで)花椒、糸唐辛子など …… 適宜

作り方

❶もち麦は水に20分浸し、水気をきって鍋に入れ、水1カップ(分量外)を入れて強火にかけ、沸騰したら火を弱め、ふたをして水気がほぼなくなるまで15分ほどゆでる。そのまま蒸らす。
❷長ねぎは飾り用に緑の部分を薄い小口切りに、残りはみじん切りにする。絹豆腐は電子レンジで2分加熱し、水気をきる。
❸フライパンににんにく、しょうが、ごま油を入れて熱し、豚ひき肉を入れて色が変わるまでほぐしながら炒め、豆板醤、長ねぎみじん切り、混ぜたⒶと❶を加え、とろみがつくまで煮る。絹豆腐を加えて軽く煮る(好みで花椒をふる)。
❹❸を器に盛り、長ねぎ小口切りと、好みで糸唐辛子をのせる。

キャベツと昆布のごまおかかサラダ

材料 2人分

キャベツ …… 80g(2枚)
刻み昆布(生) …… 50g(1/3カップ)
Ⓐ酢(またはレモン汁)、オリーブオイル
(またはアマニオイルなど)、
すり白ごま、かつお削り節 …… 各小さじ2
塩 …… ひとつまみ(小さじ1/8)
こしょう …… 少々

酢とごまやかつお節の風味で減塩に。ドライパックのひじきや湯でもどしたカットわかめでも。

作り方

❶刻み昆布はさっと水洗いし、食べやすい長さに切り、耐熱ボウルに入れる。ラップをふんわりかけ、電子レンジで2分加熱する。
❷キャベツは食べやすい長さの細切りにし、❶にのせてラップをかけ、電子レンジで1分加熱して混ぜ、そのまま冷ます。
❸❷にⒶを加え、ざっくりとあえる。

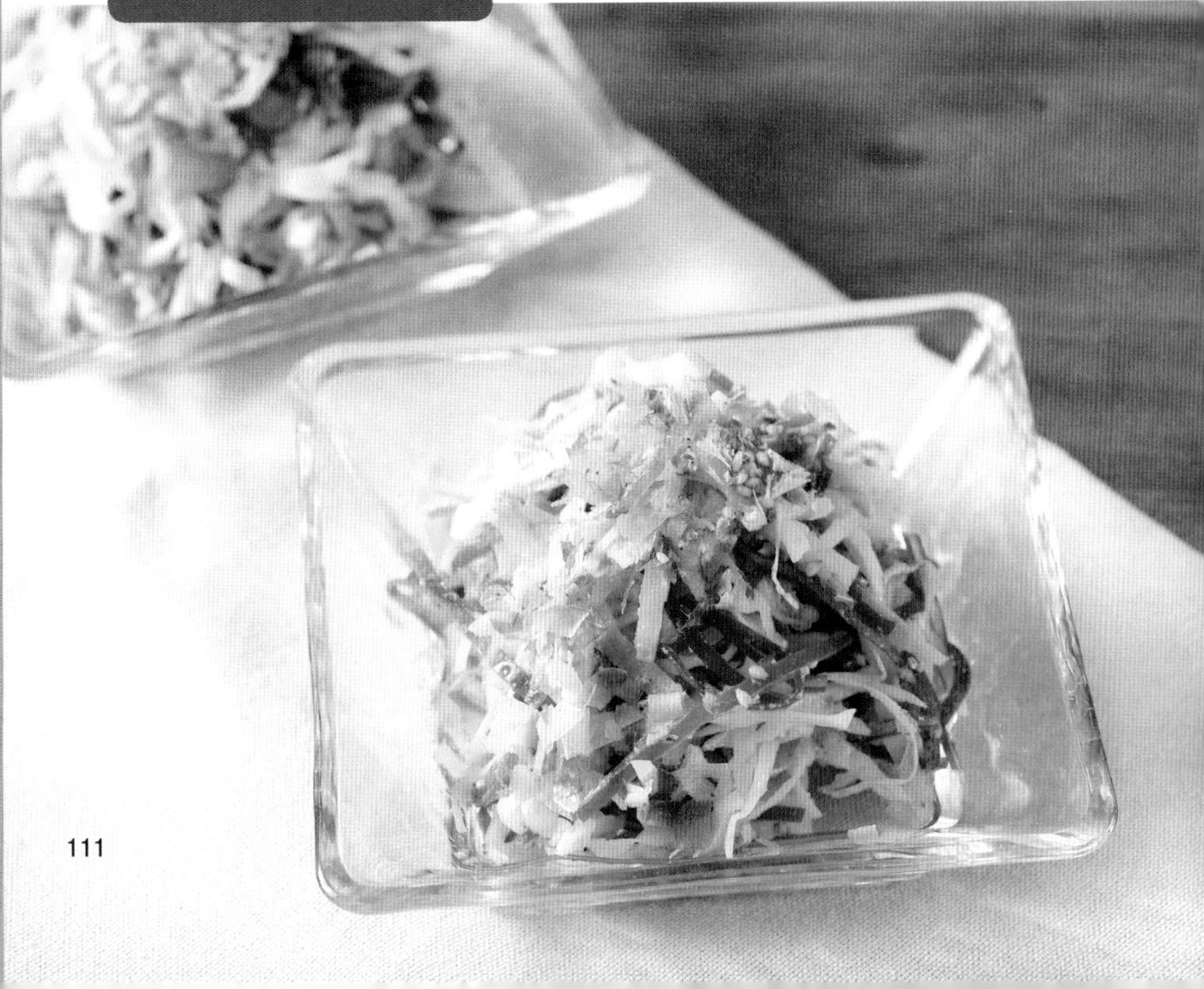

お酒を飲んでも血圧を上げない方法

喫煙は百害あって一利なし。一方、アルコールは摂取量や飲み方次第で健康の敵にも味方にもなります。

上手な飲み方のコツさえマスターしておけば、お酒を飲んでも大丈夫。血圧の上昇を抑えることもできます。

アルコールを摂取すると体にどんな変化が起きるのかを再確認して、お酒をおいしく楽しく飲みながら、血圧をコントロールしていきましょう。

お酒は
**量と
飲み方次第！**

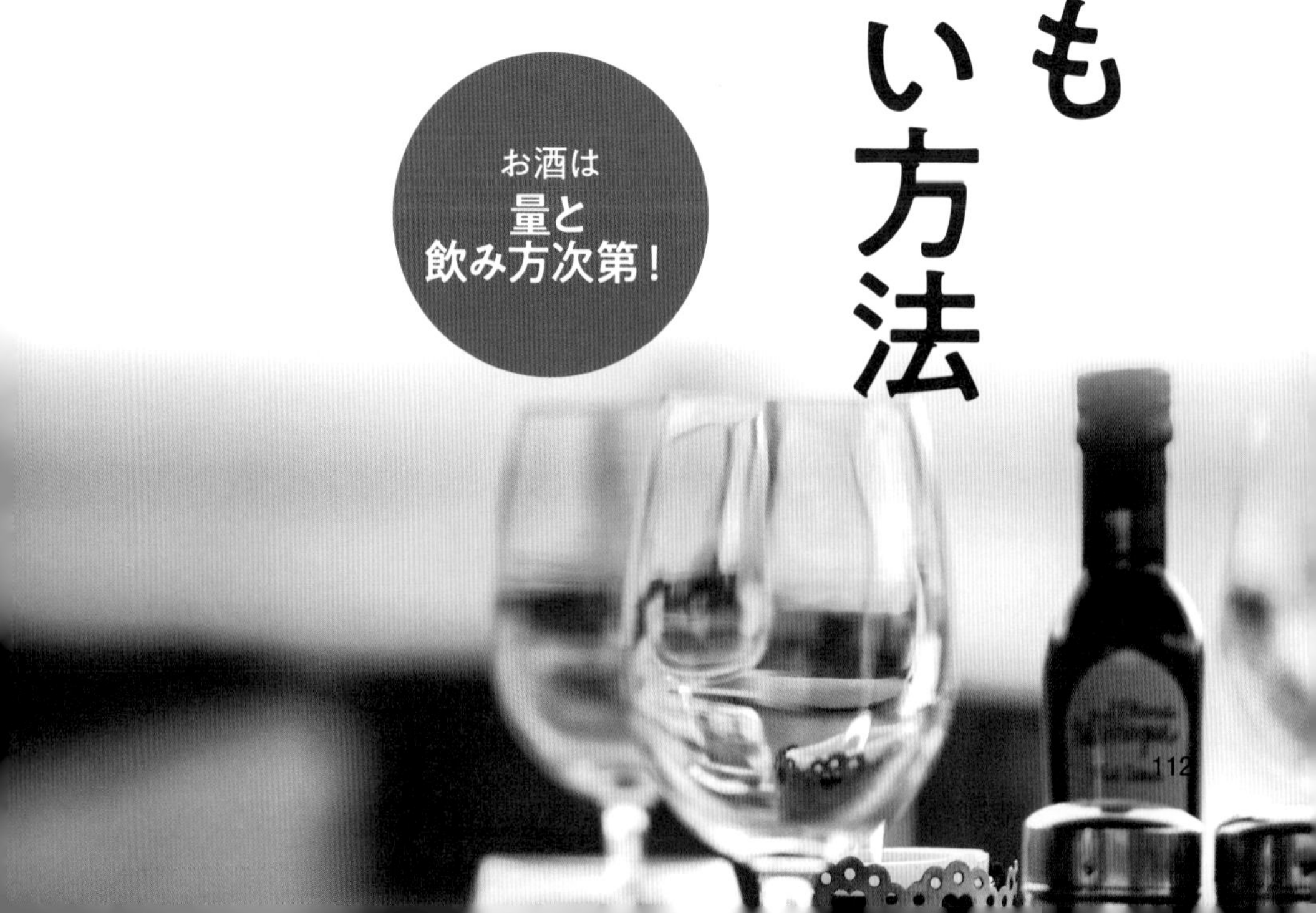

アルコールは敵か味方か。血圧を上げない適量とは?

アルコールには血管を拡張する働きがあるため、飲酒直後はいったん血圧が下がります。しかし、大量に飲んだり、大量の飲酒を習慣化してしまうと、交感神経の興奮状態が続き、高血圧を招きます。しかし、適量のアルコールは、メタボリックシンドロームの診断基準の1つにもなっている、善玉コレステロール(HDLコレステロール)を増加させて動脈硬化を防ぐといわれています。まったく飲まない人より、適量飲む人のほうが心筋梗塞などの発症率も低いのは、そのためです。

では、どれくらいが適量かというと、アルコール1日あたり30㎖。日本酒なら1合、缶ビール(350㎖)なら2本、ワインなら2杯くらい。それ以上になると危険ゾーンに突入してしまわけです。

でもご安心を。2杯目以降の飲み方にはコツがあります。アルコール摂取で問題となるのは、肝臓や腎臓への負担ですから、その負担を取り除く飲み方をすればよいのです。

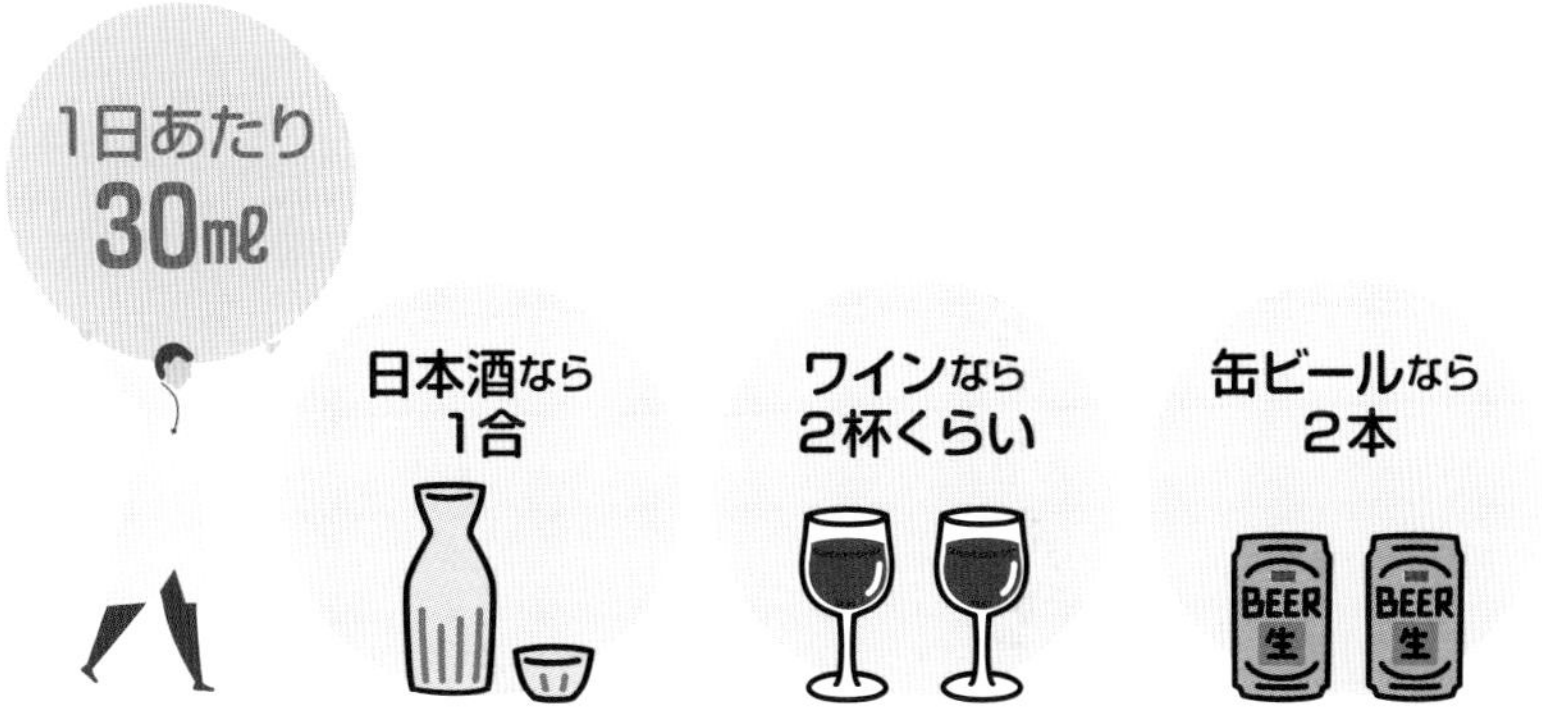
1日あたり
30㎖
日本酒なら
1合
ワインなら
2杯くらい
缶ビールなら
2本
BEER
生
BEER
生

お酒を飲むときは、それと同量の水を飲む

利尿による脱水症状を防ぐためにも、お酒を飲むときは、**必ずお酒と同量以上の**水を飲むことが大切です。

アルコールは肝臓で毒性の強いアセトアルデヒドに分解され、さらにアルデヒド脱水素酵素（ＡＬＤＨ）によって分解され、最終的に酢酸と水になり、尿や汗と一緒に排出されます。このとき、分解しきれなかったアセトアルデヒドが翌日も体内を循環して吐き気や頭痛をもたらすのが、二日酔いです。

アルコールには利尿作用があるため、お酒を飲むと腎臓はフル稼働しなければなりません。アセトアルデヒドのような毒素が血液と一緒に体内をめぐっていると、腎臓にはさらに負担がかかります。そのうえ、定番の塩辛いつまみの

アルコール＋塩辛いつまみで 腎臓にはさらに負担が！

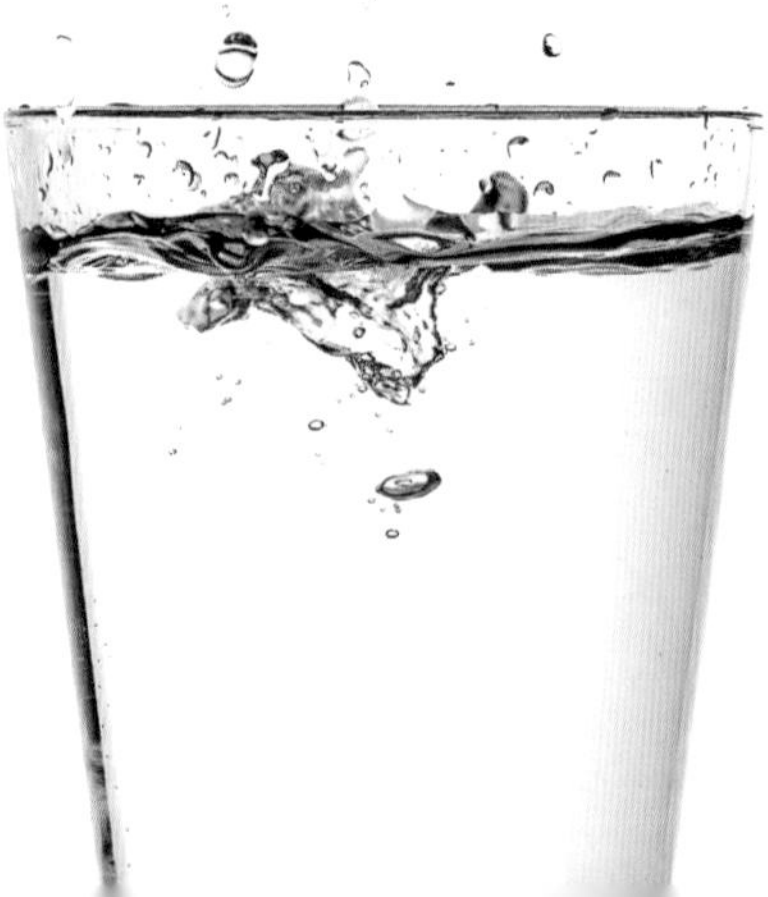

塩分を処理しなければならないとなると、腎臓は完全にオーバーワーク。その結果、血圧が上がってしまうのです。

ＡＬＤＨがアルコールをスムーズに分解するには、飲んだお酒と同量の水が必要です。そこで、利尿による脱水症状を防ぐためにも、お酒を飲むときは、必ずお酒と同量以上の水を飲むことが大切です。

たとえば、ビール1リットルを飲むなら、1リットルの水を、水割りのお酒を飲むときも、それと同量の水を飲みましょう。「水割りのお酒は、最初から水を足しているから、もう水は必要ないのでは？」と思うかもしれませんが、それは誤解です。アルコール度数が高いお酒は、それだけ分解するのにたくさんの水を必要とします。必ず飲むお酒と同量以上の水を飲むようにしましょう。

また、アルコールの吸収をできるだけ遅くすることも大切です。そこで、お酒は一気に飲んだりせず、ゆっくり時間をかけて飲むことが大事です。

ちなみに、「お酒を飲む前に牛乳を飲んでおくと、吸収が遅くなる」というのは、都市伝説にすぎません。アルコールの分子は非常に小さいので、牛乳で胃に膜をつくっても、やすやすと吸収されていきます。ただ、牛乳を飲んでおくと、アルコール代謝のスピードが早くなるという研究報告があります。これは、アルコールを分解する酵素がタンパク質でできているためだと考えられています。お酒のつまみは、塩辛いものは避け、肉や魚、大豆食品などのタンパク質を摂りましょう。低脂肪・低カロリーの枝豆や豆腐などが理想です。

ゆるめの運動で血圧をリセット！

血圧を下げるには、食事と運動のどちらか一方ではなく、両方を併用することが大切です。

運動といっても、必ずしもハードなトレーニングをする必要はありません。大切なのは、血管をしなやかな状態に保ち、血流をよくしておくことです。そのためには、ゆるい運動で筋肉を収縮・弛緩させるだけで十分。すると、血管を拡張したり、やわらかく、しなやかにするＮＯ（一酸化窒素）が血管内皮細胞からたくさん分泌されるようになります。

ゆるい運動で
**筋肉を
収縮・弛緩！**

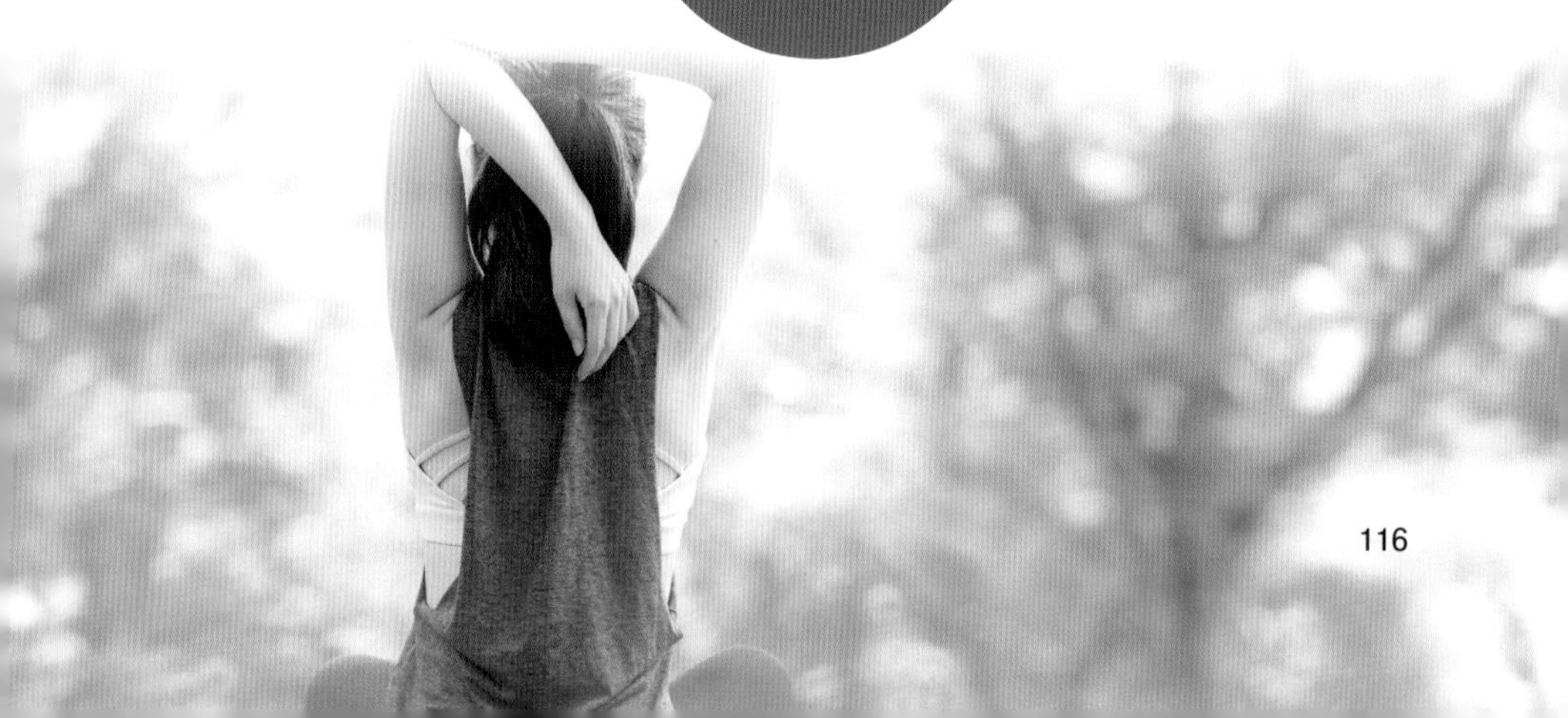

不要な血圧上昇を抑える 普段の姿勢をよくする

日本人の1日あたりの平均座位時間は約7時間。世界平均は約5時間ですから、世界的に見てもダントツで座位時間が長くなっています。

ふくらはぎは「第二の心臓」と呼ばれ、歩いてふくらはぎの筋肉を収縮させることで下半身に滞りがちな血液をポンプアップしています。そのため、座りっぱなしの時間が長いほど全身の血液循環が悪くなり、血圧が上がりやすくなります。猫背などの悪い姿勢で長時間座っていると、内臓も圧迫されて呼吸も浅くなり、ますます血圧が上がりやすくなります。まず、正しい姿勢で座る習慣を身につけ、不要な血圧上昇を抑えましょう。

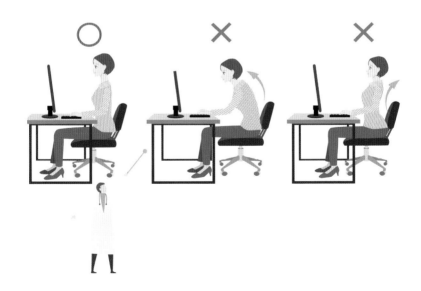

ゆらゆら足踏み体操

1セット約5分で
10分ウオーキングしたのと
同様の**有酸素運動**になります。

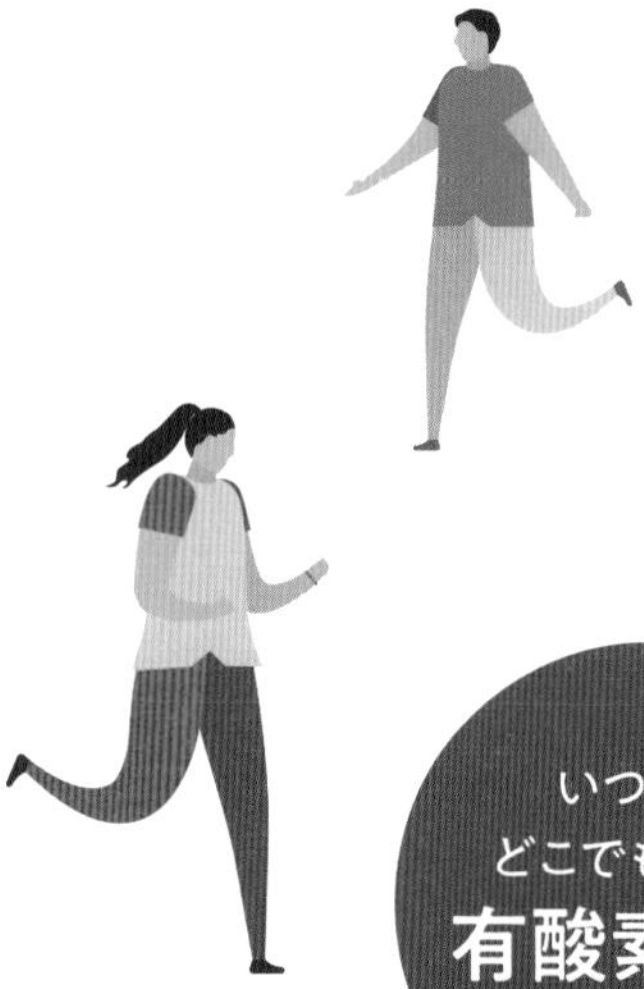

いつでも
どこでもできる
有酸素運動

65歳以上の住民約5000人を対象とする世界的に有名な大規模疫学研究「中之条研究」によれば、1日8000歩以上歩き、そのうち20分間早歩きすると、高血圧や糖尿病、脂質異常症などのメタボリックシンドロームの予防につながることがわかっています。

しかし、日頃から運動不足の人がいきなり毎日8000歩も歩くのは体力的にも大変です。そんな時間がないという人もいるでしょう。

そこでおすすめしたいのが「ゆらゆら足踏み体操」です。肩の力を抜いて腕を大きくゆらしながら、その場で足踏みするだけ。1セット約5分で10分ウオーキングしたのと同様

1
姿勢を正して立ち、肩の力を抜いて肩を前後に**大きくゆらしながら腕をふる。**同時にその場で60秒間ジョギングするように足踏みをする。

2
30秒間、肩をゆらさず足踏みウオーキングをする。

3
［①〜②］×3回で1セット。これを朝・昼・晩の3セット行う。

の有酸素運動になります。これを朝・昼・夜、3回行えば、1日30分のウオーキングをしたのと同じ効果を得られます。いつでもどこでもできるので、仕事や家事の合間など、ちょっとした空き時間にやってみましょう。

食後20〜30分たってから行うと、食後血糖値の上昇を抑えることもできます。ウオーキングを習慣にしている人も、雨の日や真夏の猛暑日など、外出できない日にぜひ。

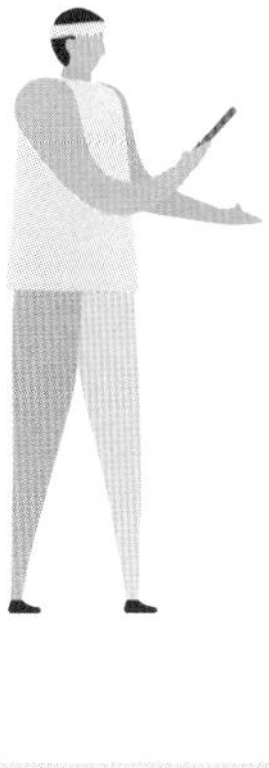

タオル握りストレッチ

米国心臓学会も認める
血圧降下作用!

1
タオルを棒状に巻き、手で握ったとき、**指がつかないくらいの太さ**にし、ギュッと握って2分間キープ。
※最大握力の30%くらいの力で握りましょう。

2
タオルを置いて、**力を抜いたまま1分間放置。**
これを左右2回ずつ行います。

力を入れて血流をいったん止めてから脱力して血流を再開させると、血管が強制的に収縮・拡張され、血流がよくなるだけでなく、血流の刺激で血管内皮細胞からNO（一酸化窒素）が産生されます。

タオルをギュッと握ったり、脱力したりを繰り返す「タオル握りストレッチ」は、米国の心臓学会がその効果を認めた「ハンドグリップ法」のアレンジ版。4週間毎日続けると血圧が平均10%下がるという臨床データもあります。

タオルを握るとき、最大握力の30%くらいの力で握るのがコツです。

座ったまんま首ツボストレッチ

ポイントはキツネの手

1

椅子に座って左手で座面を持ち、右腕を横に30度ほど開きます。

2

右手でキツネをつくり、頭を左側にゆっくり倒して20秒キープ。このとき**呼吸を止めない**こと！反対側も同様に行い、左右2回ずつ繰り返します。

座りっぱなしでパソコン作業をしたり、スマホの画面を見続けたりして、首や目が疲れたときにおすすめのストレッチ法です。

椅子に座って首をゆっくり倒すだけ。このとき手をキツネの形にして行うのがポイントです。すると、腕に余分な力が入らず、効果的にストレッチできます。

首のツボは皮下5ミリくらいのところにあるため、皮膚が伸びるくらいに首を倒すだけでツボ押し効果を得られます。

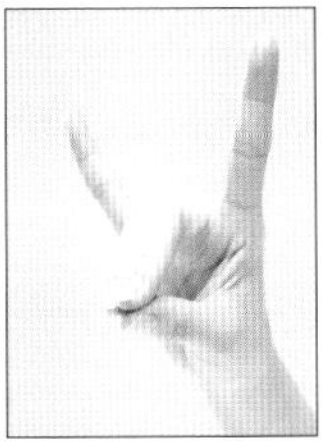

キツネの手

中指・薬指と親指をくっつけ、ほかの指をしっかり伸ばします。

椅子スクワット

初心者でも簡単
安心スクワット

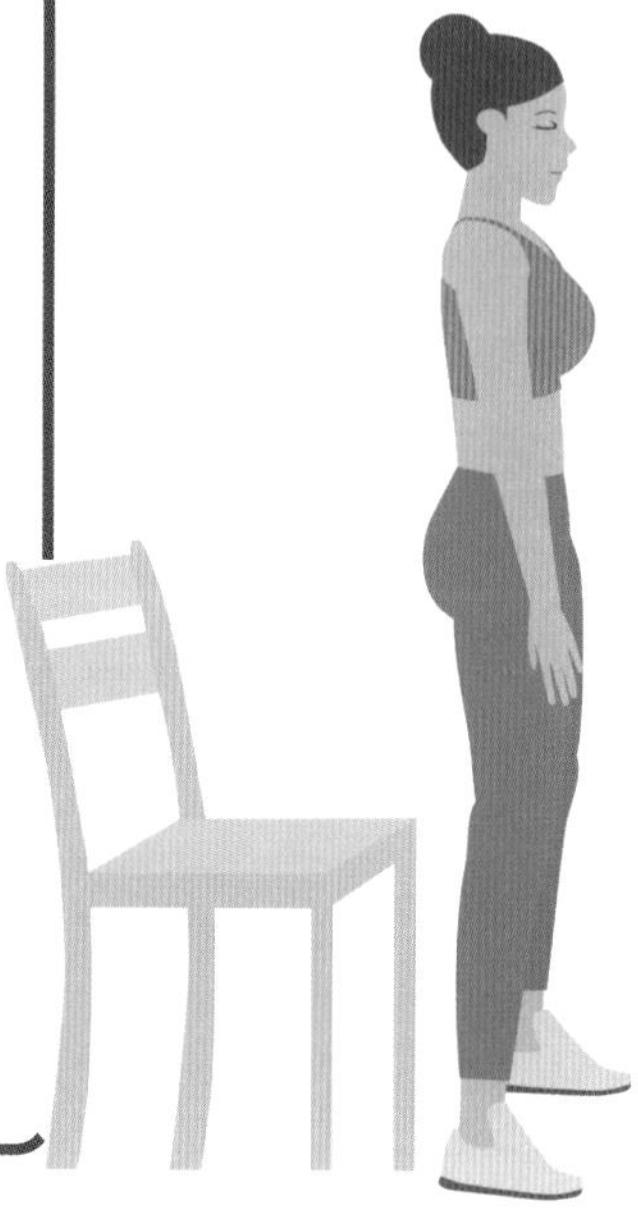

1

足を肩幅に開いて椅子の前に立ち、姿勢を正して腕を真っすぐ前に伸ばします。

血液を全身のすみずみにまで循環させるポンプの役割を果たしているのは心臓だけではありません。手足の筋肉が補助ポンプとなって血液を末端まで送り届けたり、回収したりしています。特に、お尻の筋肉と太ももの筋肉は全身の筋肉の中でもっとも大きいため、衰えると心臓が余計にがんばって血液を送り出さなければなりません。その結果、血圧が高くなります。

血圧を効率よく下げるには、下半身の大きな筋肉を鍛えること。すると、NO（一酸化窒素）の産生が促されるだけでなく、降圧物質の1つであるプロスタグランディンもより多く分泌されます。

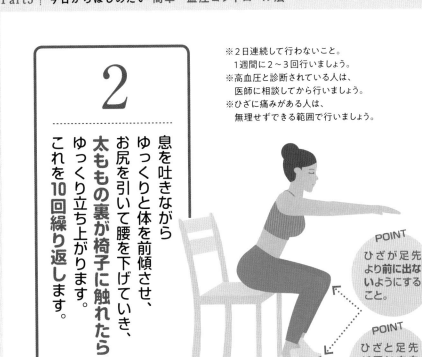

2

息を吐きながら
ゆっくりと体を前傾させ、
お尻を引いて腰を下げていき、
太ももの裏が椅子に触れたら、
ゆっくり立ち上がります。
これを**10回繰り返**します。

※2日連続して行わないこと。
　1週間に2〜3回行いましょう。
※高血圧と診断されている人は、
　医師に相談してから行いましょう。
※ひざに痛みがある人は、
　無理せずできる範囲で行いましょう。

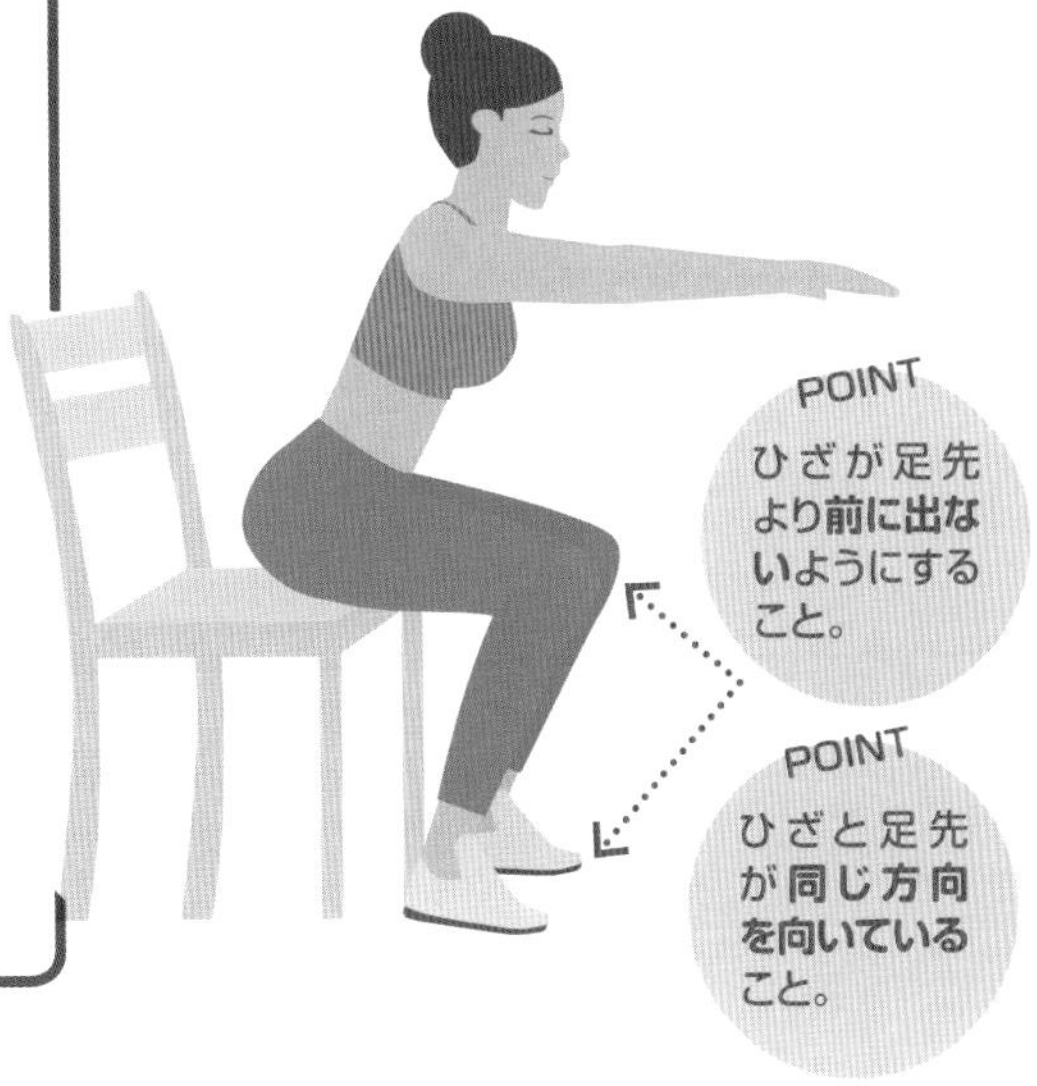
POINT
ひざが足先より前に出ないようにすること。
POINT
ひざと足先が同じ方向を向いていること。

トイレでいきむときは、10秒以内で小まめに!

トイレで強くいきむと血圧が上昇します。そして、強くいきむほど交感神経が高まり、さらに血圧が上昇します。トイレで脳梗塞を起こす人が多いのもそのためです。トイレでいきむときは、10秒以上いきまないこと。いったん息を吐いて呼吸を整え、小まめにいきむようにしましょう。

ストレスをリセット

ストレスを受けると交感神経の働きで血管が収縮し、血圧が上昇します。

ストレスを受けると血圧が上がるのは、飢え、感染、天災、天敵などから命を守って生き抜くために遺伝子の中に組みこまれている防御反応の1つ。要は、脳が命の危機だ！　と誤認して引き起こした化学反応の結果です。そこで、ストレスによる血圧の上昇を防ぐには、まず脳を安心させてあげること。すると、血管の収縮による血圧上昇のリスクを最小限にすることができます。

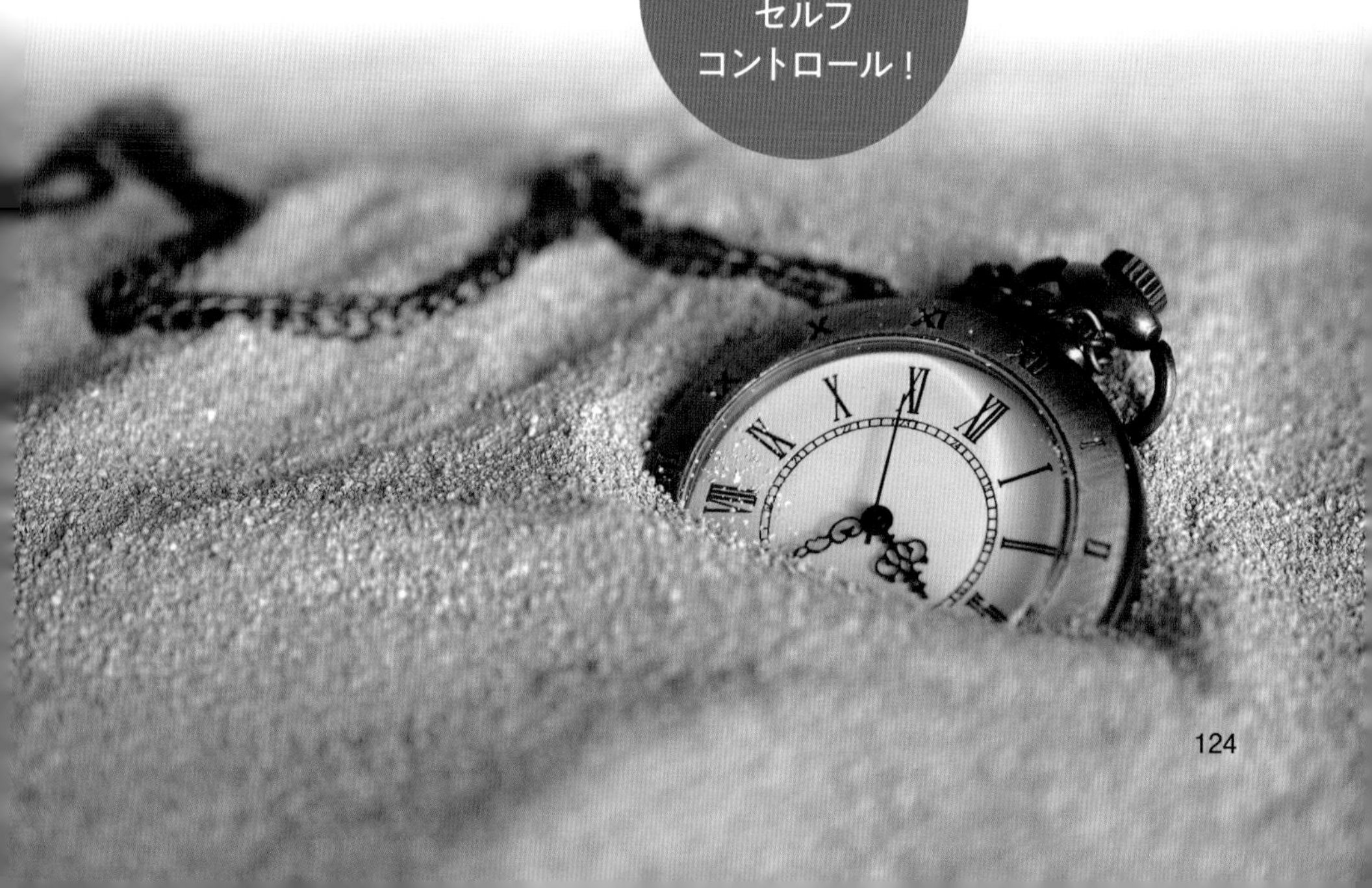

ストレスを感じたら 口角を上げて笑顔をつくる

「笑う門には福来たる」といわれるように、笑うことは血糖値の上昇を抑えたり、がんの発現を防ぐなど、さまざまな健康効果があることが知られています。実は、単に口角を上げて笑った表情をつくるだけでも、表情筋の動きが脳に伝わり、楽しい、幸せだという情動が湧きあがるという研究報告があります。逆に、つらい、悲しいと思って口角を下げていると、表情筋の動きが脳に伝わり、余計に悲しいという情動が増幅されます。ストレスを感じたら、つくり笑いでもよいので、とにかく笑顔をつくりましょう。声を出して笑うとより効果的です。

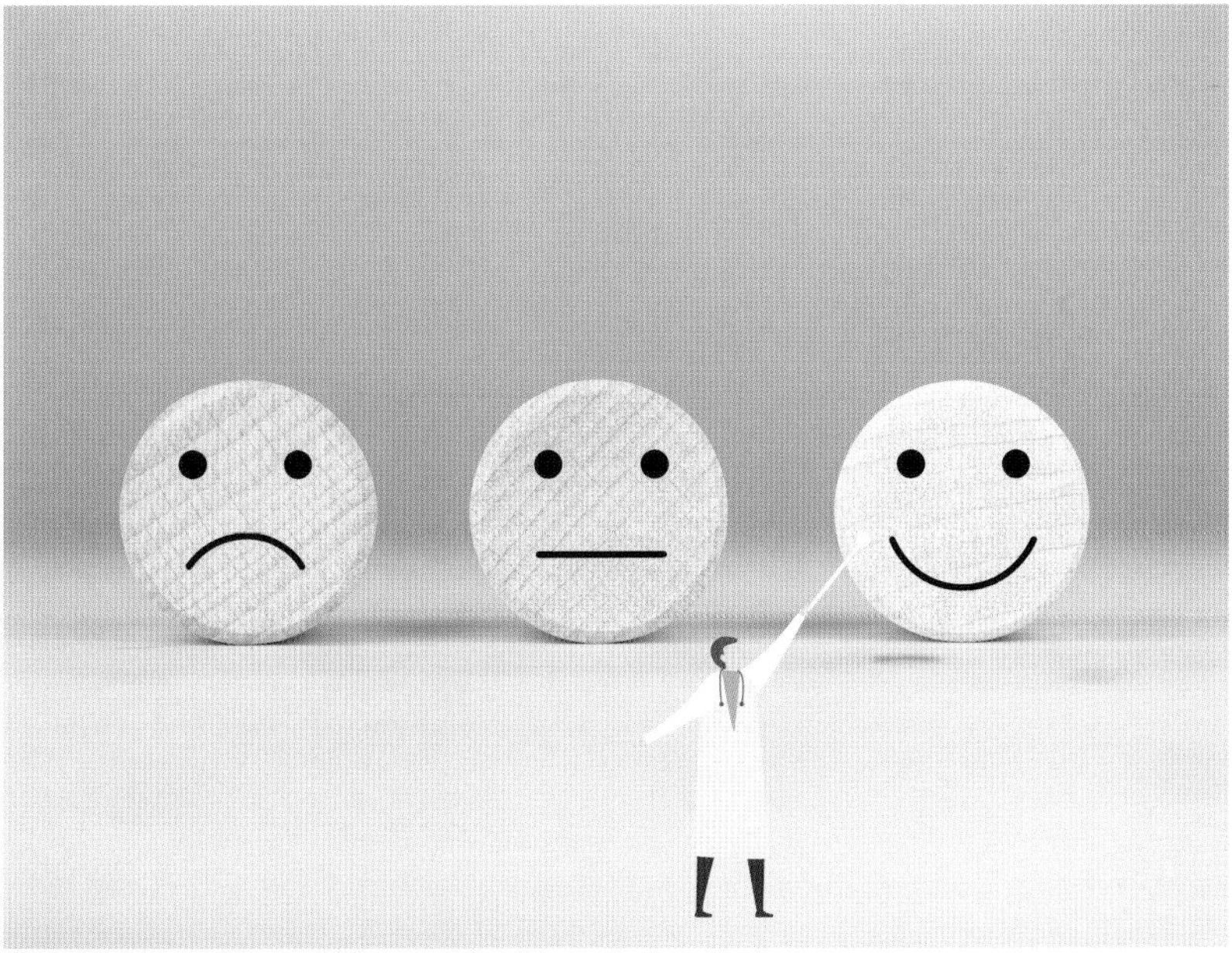

好きな音楽を聞き、リズムにのって体をゆらす

自分が好きな音楽を聞くと、それだけでもリラックスして脈拍や血圧が安定します。

「1／fゆらぎ」という言葉を聞いたことはありませんか？　川のせせらぎ、海の波音、風が木の葉をゆらす音など、自然界の音には、一定のリズムはありません。強くなったり弱くなったり、早くなったり遅くなったりと、不規則なリズムが混在した、ふしぎなゆらぎのパターンが秘められています。車や電車の中で赤ちゃんがスヤスヤ眠ってしまうのも、この「1／fゆらぎ」を感じてリラックスするからだといわれています。

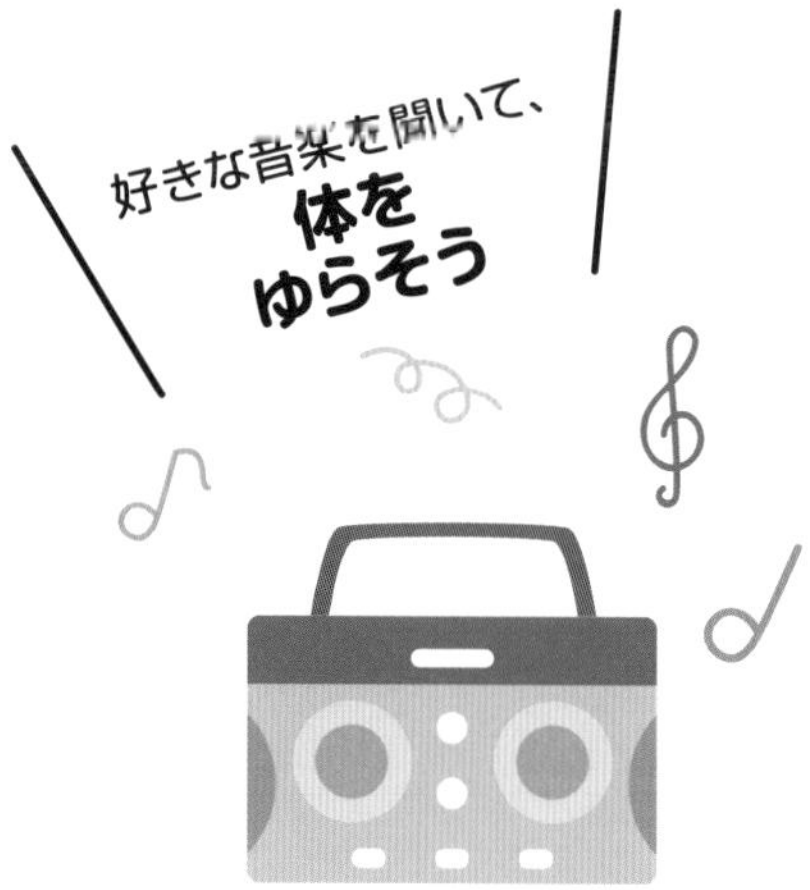

「1／fゆらぎ」は、私たちの心拍や血液の脈動、脳波などの生体リズムにも含まれています。ところが、ストレスで「1／fゆらぎ」のリズムが乱れると、交感神経と副交感神経のバランスが乱れ、心拍や血圧も上昇します。

そこで、ストレスが多くてイライラするときは、静かな環境で自然の音を聞きましょう。すると、脈拍や血液の脈動がそのリズムに同調して正常なリズムを取り戻し、血圧が下がりやすくなります。炎がゆらぐリズムも「1／fゆらぎ」だといわれていますから、アロマキャンドルなどの炎のゆらぎをじっと見つめているだけでも、同様の効果を得られるでしょう。

また、ポップスやロックなど、自分の好きな音楽を聞きながら、そのリズムにのって体をゆらすのもよい方法です。

たとえば、ハードロックが嫌いな人は、ただ聞いているだけでも不快感が募って交感神経が高まり、脈拍や血圧が上がってしまいます。一方、ハードロックが好きな人は、激しいリズムでも心地いいと感じて副交感神経が高まりリラックスできます。

このように、私たちは自分が好きな音楽を聞くと、それだけでもリラックスして脈拍や血圧が安定します。

ですから、ストレスを感じたら好きな音楽を聞きましょう。さらに、そのリズムに合わせて体を心地よくゆらすと、その刺激が脳に伝わり、脳からも快感物質が分泌されて、より気持ちが落ち着きます。

ただし、気分がのりすぎて激しく踊ると単純に血圧も上がってしまいます。血圧が高めの人は、あくまでも体をゆらす程度にしておきましょう。

ぬるめのお湯で入浴&リラックス

ストレスで交感神経が興奮し、なかなか寝つけないときは、ぬるめのお湯で入浴しましょう。お湯の温度が42℃を超えると交感神経が優位になって血圧も上がってしまいますが、39～41℃のぬるま湯に10分ほど浸かると、血圧が下がります。また、入浴後30分～1時間以内に就寝すると、入浴によって上がった体の深部体温が就寝後も持続し、より良質な睡眠が得られます。

血流がよくなることで血管内皮細胞が刺激され、NO(一酸化窒素)の産生が活発になる効果も期待できます。最近はシャワーだけで済ませる人が多いのですが、ぜひじっくり時間をとって入浴をしましょう。

血流がよくなることで**血管内皮細胞**が刺激されます。

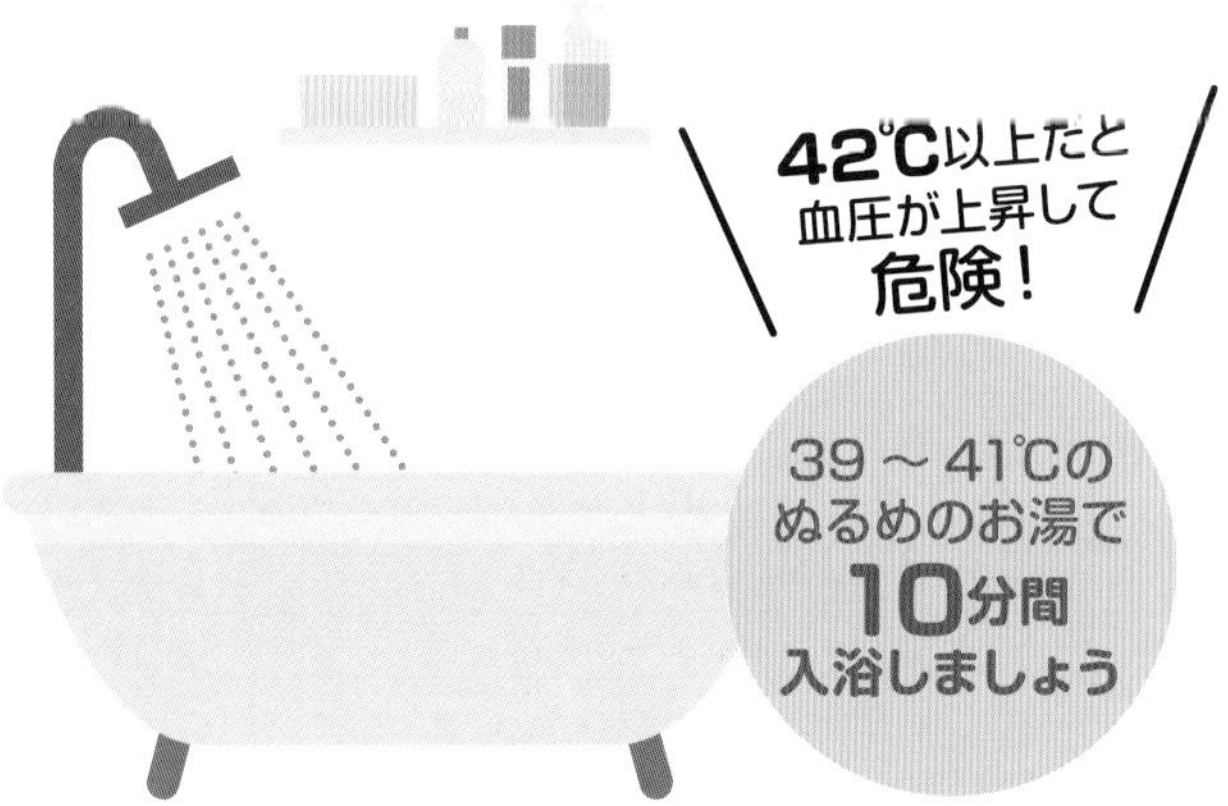
42℃以上だと
血圧が上昇して
危険!
39～41℃の
ぬるめのお湯で
10分間
入浴しましょう

7・5時間睡眠で、血管ダメージを修復

昼間よく運動して良質な睡眠を目指しましょう。

アメリカの大学の研究によると、睡眠時間が5時間以下の中年層は、睡眠時間が7時間以上の人よりも、高血圧の発症率が高くなるという研究結果があります。その一方で、8時間以上睡眠をとっていると、7時間以内の睡眠の人より、血圧が高くなるというデータもあります。つまり、睡眠時間が短すぎても長すぎても血圧が上がるということ。

また、睡眠は「質」も重要です。レム睡眠・ノンレム睡眠という言葉を聞いたことがあるでしょう。レム睡眠は睡眠中に眼球がピクピク急速に動き、体が休んでいても脳は休んでいません。一方、脳も休んでいるのがノンレム睡眠です。レム睡眠とノンレム睡眠は90分周期で交互に訪れ、一晩に何度も繰り返されます。それを5～6回繰り返すことで、アルツハイマーの原因となる悪玉物質が脳から排泄されたり、血管のダメージが修復されたりして、血圧も安定します。90分×5回＝7・5時間が理想の睡眠時間といえるでしょう。

就寝前に食事をしたり、お酒を飲みすぎると眠りが浅くなってしまいます。就寝前の飲食は控え、昼間よく運動して良質な睡眠を目指しましょう。

「熟睡感がない」「いびきをかく」人は、睡眠時無呼吸による高血圧に注意！

睡眠時無呼吸症候群の患者は、4年後に高血圧の**リスク**が**3倍**になることがわかっています。

家族やパートナーに「いびきがうるさい」といわれたことはありませんか？　いびきは、仰向けに寝ているときに舌の根が下がってきて気道をふさぐのが主な原因です。狭くなった気道で一生懸命に呼吸をしようとするとき、粘膜が振動してゴー、ガーという音を立てるのです。これでは熟睡できず、睡眠中に血管の傷を修復することができません。

また、さらに心配なのが睡眠時無呼吸症候群

睡眠時無呼吸症候群セルフチェック

- □ 毎晩、**大きいいびき**をかいている
- □「**睡眠中に呼吸が止まっていた**」と指摘されたことがある
- □ **昼間、眠くなる**ことがよくある
- □ 朝起きたとき、「**口が乾いている**」「**頭が重い**」「**疲れが残っている**」と感じることがよくある
- □ 若いころより**体重が増え、顔つきが変わった**といわれる
- □ **メタボリックシンドローム**の傾向がある

※1つでもあてはまった人は、睡眠時無呼吸症候群の可能性があります。

（SAS）です。いびきが止まって10秒以上呼吸が続くことを無呼吸、無呼吸が一晩に30回以上、もしくは1時間に5回以上あると、睡眠時無呼吸症候群と診断されます。

睡眠時無呼吸症候群は、交感神経が活発になり、睡眠が浅くなるため、本来血圧が下がるはずの夜間に血圧が下がらず、高血圧を合併しやすくなります。2000年に発表されたイギリスの研究結果によれば、睡眠時無呼吸症候群の患者は、4年後に高血圧のリスクが3倍になることがわかっています。

また、食事や運動、薬によるコントロールが難しい高血圧の影には、睡眠時無呼吸症候群が隠れている可能性が高いといわれています。

睡眠時無呼吸症候群は、アレルギー性鼻炎や副鼻腔炎などの症状があって口呼吸をしがちな人、太り気味で気道が圧迫されやすい人、寝る前のお酒が習慣化している人、アゴが小さい人などに起こりやすい傾向があります。特に、女性に比べて上半身に脂肪がつきやすい男性に多く、更年期以降は女性の罹患率も高まります。

日本高血圧学会や米国高血圧学会の診療ガイドラインでは睡眠時無呼吸症候群は、二次性高血圧の原因疾患の1つとされています。

二次性高血圧は何か別の疾患に付随して発症するため、一般的な降圧薬が効きにくい反面、原因となる疾患をうまく対処すれば、血圧がコントロールできる可能性があります。中でも睡眠時無呼吸症候群が原因の場合、高血圧の改善が望めます。

自分では発見しにくい症状ですが、気になる症状がある人、家族などに無呼吸を指摘されたことがある人は、できるだけ早く専門家に相談しましょう。

低脂肪食＋禁煙で血管をリセット

健康診断で「悪玉コレステロール値が高い」と指摘されたことはありませんか？

悪玉コレステロールや中性脂肪が多すぎる状態のことを「脂質異常症（高脂血症）」といいます。脂質異常症は、それだけでは特に症状はありませんが、放置していると血管が硬くなって血管の内側が狭くなり、動脈硬化や高血圧、心筋梗塞や脳梗塞の要因になります。ですから、「検査で数値が高いといわれただけ」「血圧も高めといわれただけ」と思って放置するのはとても危険。この機会に、脂質の多い食事を見直し、喫煙者は禁煙を決行して、血管を守りましょう。

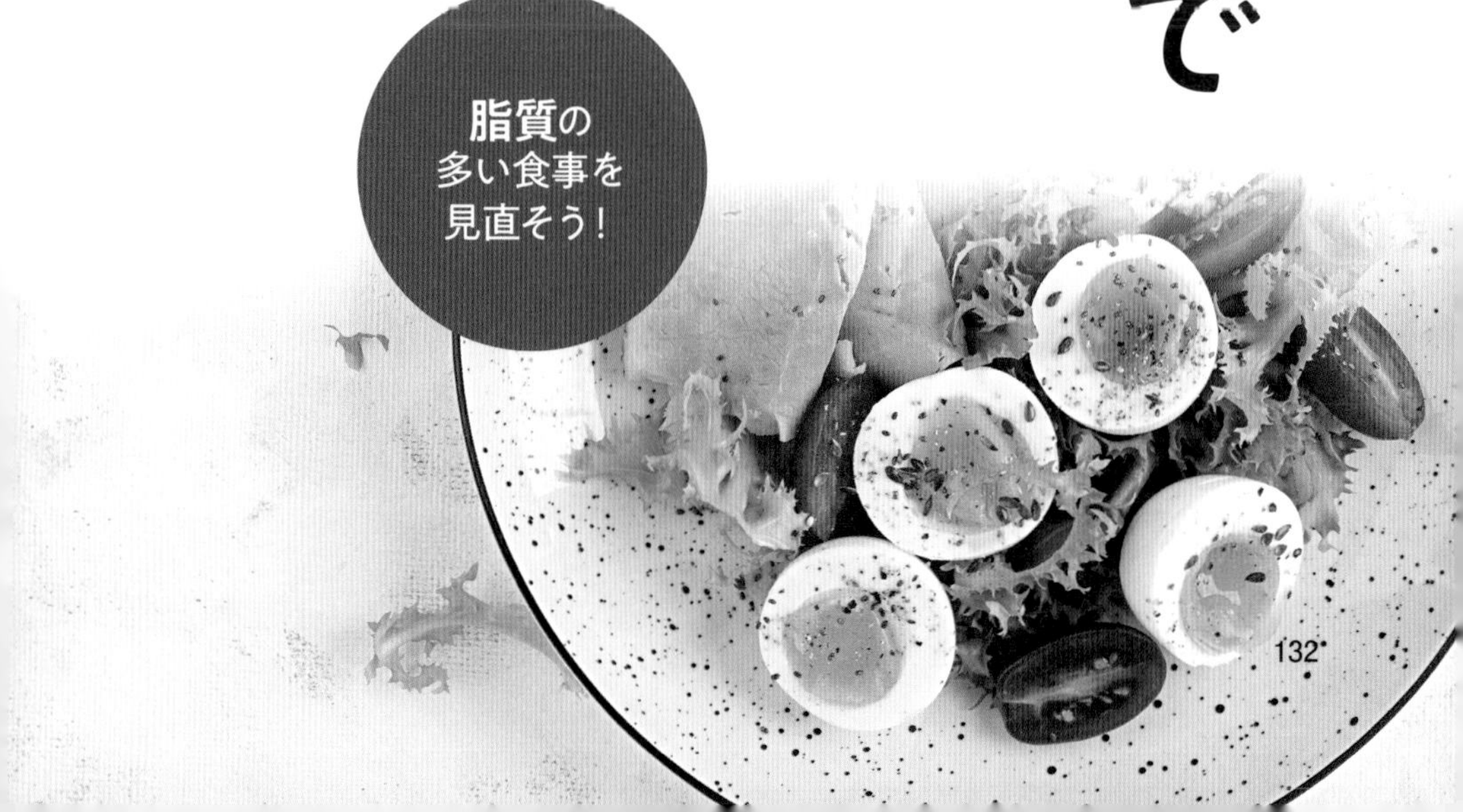

なぜ、LDLコレステロールが増えるとよくないの？

脂質異常症は、「悪玉」のＬＤＬコレステロールや血液中の中性脂肪が必要以上に増えるか、または「善玉」のＨＤＬコレステロールが減った状態のことです。このうち、動脈硬化や高血圧のリスクを知るうえでもっとも重要な指標となっているのが、ＬＤＬコレステロールが異常に増えることです。

血液中の中性脂肪が増えすぎると、ＨＤＬコレステロールが減り、ＬＤＬコレステロールが増えます。すると、ＬＤＬコレステロールは血管内膜の傷ついたところに付着します。それを、免疫細胞の1つであるマクロファージが食べてくれるのですが、ＬＤＬコレステロールが多すぎると食べすぎてパンパンに膨張し、亀裂ができます。それを修復しようとして血小板が集まってくると、血管内に「かさぶた」ができ、血管が狭くなって動脈硬化となります。

LDL コレステロールと中性脂肪の関係

増えすぎた中性脂肪が
善玉コレステロールを減らし
悪玉コレステロールが血管をふさぐ
一緒になって血管をふさぐ中性脂肪もいる

中性脂肪と悪玉コレステロールが協力して**動脈硬化を起こす**

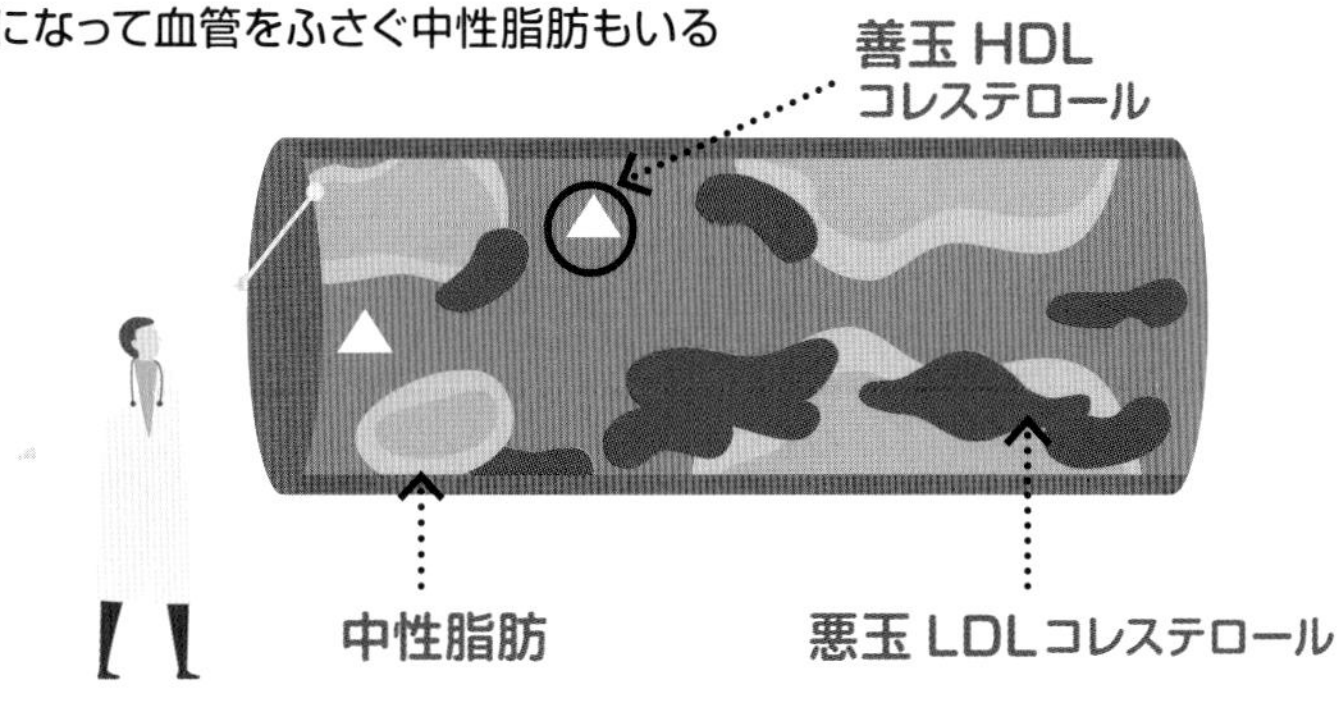

トランス脂肪酸を減らし オメガ3系の油を摂ろう！

トランス脂肪酸は、悪玉のLDLコレステロールを増加させ、冠動脈疾患のリスクを高めます。

減らしたい油
動物性の油
乳脂肪
トランス脂肪酸

積極的に摂りたい油
EPA・DHA
アマニ油
シソ油・エゴマ油

脂質異常症を予防・改善するには、基本的には、99ページでご紹介した「DASH食」のような低脂肪で食物繊維の多い食生活にシフトすることが大切です。

しかし、すでに「LDLコレステロールが高め」と指摘されている場合は、より積極的にLDLコレステロールを減らし、善玉のHDLコレステロールを増やす脂質の摂り方をマスターしておきましょう。脂質には、できれば避けたい油と、積極的に摂りたい油があります。

肉の脂や乳脂肪はできるだけ避けたいものですが、それ以上に注意したいのが、トランス脂肪酸です。トランス脂肪酸は、動植物の油を精製・加工する過程でできる、自然界にはほとんど存在しない油です。たとえば、通常、動物性の油（飽和脂肪酸）は常温で放置しておくと固まりますが、植物性の油は常温では液体のままのはずです。にもかかわらず、マーガリンは植物性なのに固まっていますね。これは、植物性油脂に水素を添加して固めてあるため。その製造過程で生成されるのが、トランス脂肪酸です。

トランス脂肪酸は、悪玉のLDLコレステロールを増加させ、冠動脈疾患のリスクを高めます。そのため、厚生労働省の『日本人の食事摂取基準（2020年版）』でも、トランス脂肪酸の摂取量を総摂取エネルギーの1％未満に抑えるのが望ましいとしています。

クッキーなどのお菓子の食感をよくするために使われる「ショートニング」、コーヒーショップに置いてあるコーヒーフレッシュ、あまり良質とはいえない油でつくったジャンクフード、繰り返し使用してすっかり酸化した揚げ油などもトランス化しています。**油は酸化・変質しやすいものだということをよく認識しておき、できるだけ「自然でフレッシュなもの」を摂るよう心がけましょう。**

逆に、積極的に摂りたいのは、「オメガ3系脂肪酸」です。オメガ3系脂肪酸には、善玉のHDLコレステロールを増やすと同時に、中性脂肪を下げる作用があります。これにより、血圧を下げる作用があることも知られています。

代表的なオメガ3系脂肪酸は、青魚に含まれるEPA（エイコサペンタエン酸）とDHA（ドコサヘキサエン酸）で、イワシ、サバ、サンマといった青魚に多く含まれます。青魚以外では、アマニ油（フラックスシードオイル）、シソ油、エゴマ油などにも多く含まれています。これらはとても酸化しやすいため、加熱調理には向きません。調味油としてサラダやマリネ、煮物などに数滴かけて食べましょう。

タウリンや水溶性食物繊維をプラスして
メタボの3大リスクを防ごう！

どれか1つのリスクが高いと、連鎖的に3つとも高くなってしまう「脂質異常症」「糖尿病」「高血圧」の3つは非常に深い関係があります。

ＬＤＬコレステロールには、「肝臓でつくられるもの」と「小腸で食事から吸収されるもの」がありますが、食品から直接取りこまれるコレステロールの量はそう多くはないことがわかってきています。

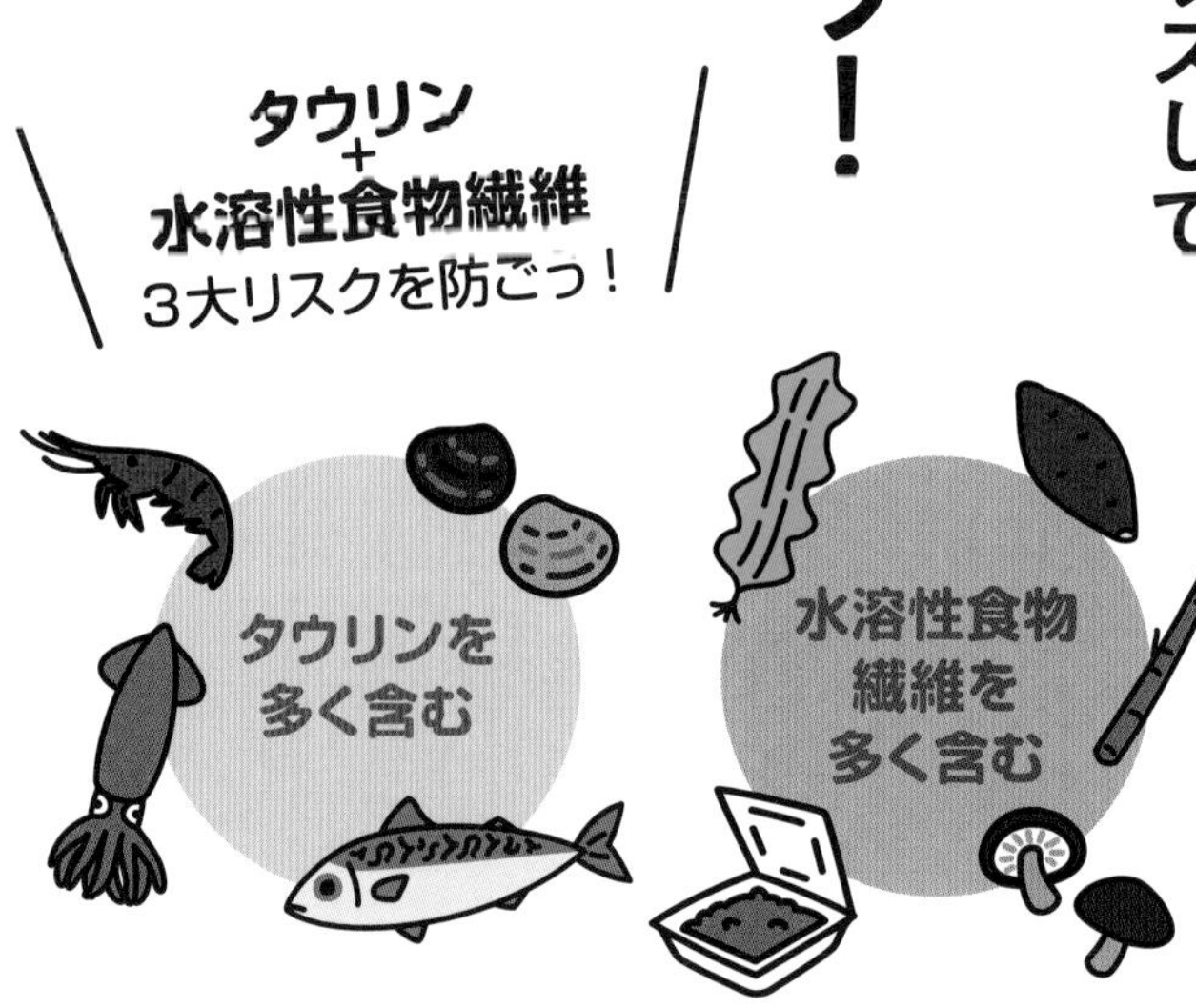

ですから、肝臓でコレステロールが合成されるとき、その材料となる動物性脂肪（飽和脂肪酸）やトランス脂肪酸といった脂質を含む食品

を摂りすぎないことが、もっとも重要です。

実は、魚介類にもLDLコレステロールが含まれますが、魚介類に多く含まれるタウリンには、胆汁酸と結びつくことでコレステロールを消費したり、心臓や肝臓の機能を高める働きがあり、高血圧の予防に役立つことがわかっています。タウリンを多く含む牡蠣、あさり、しじみ、ホタテ、たこ、イカ、エビ、アジやサバ、ブリやかつおなどを食事に積極的に取り入れましょう。

また、食物繊維には腸内でコレステロールをからめとって体外に排出する働きがあります。特に、水溶性食物繊維は腸内でネバネバした状態になり、コレステロールやコレステロールからつくられる胆汁酸、糖質などを吸着して体外に排出する働きがあり、肥満や糖尿病、高血圧をはじめとするメタボリックシンドロームの予防に効果的だといわれています。

水溶性食物繊維は、納豆、インゲンなどの豆類やごぼうなどの根菜類、いも類（こんにゃくを含む）、きのこ類、海藻類などに含まれます。近年、血糖値の急上昇を抑える働きで注目されているもち麦にも、大麦βグルカンと呼ばれる水溶性食物繊維が豊富に含まれています。

大麦βグルカンは粘性が強く、コレステロールだけでなく余分な糖も吸着して体外へ排泄する作用が高いといわれています。

脂質異常症、糖尿病、高血圧の3つは非常に深い関係があり、どれか1つのリスクが高いと、連鎖的に3つとも高くなってしまう「トリプルリスク」が生じ、動脈硬化が加速するといわれています。

高血圧や脂質異常症が気になる人は、白米をもち麦にかえるなどして高血糖のリスクにも備えましょう。

おすすめ食材

低脂肪食

エビ

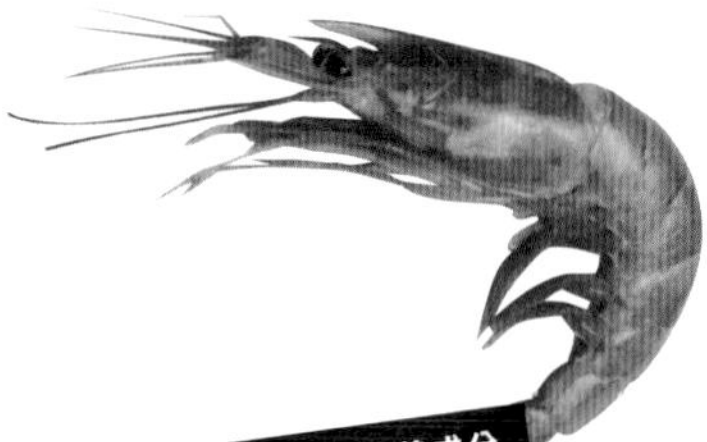

100g中の栄養成分

エネルギー……95kcal
タンパク質……21.7g
脂質……0.3g
炭水化物……0.1g
食塩相当量……0.5g
カリウム……360mg
カルシウム……34mg
マグネシウム……45mg
亜鉛……1.4mg
ビタミンB12……2.1μg
葉酸……45μg

※大正エビの栄養成分

注目成分

エビは低脂肪・高タンパク質食品。ナトリウムも含みますが、カリウム、カルシウム、マグネシウムも豊富。魚介類や甲殻類に多く含まれるタウリンは、高血圧が原因となる血管障害を予防します。さらにタウリンには、コレステロールや中性脂肪を下げる作用や、肝機能を高め、疲労回復を促す働きも期待できます。乾燥の桜エビはよりコンパクトにミネラルを補給でき、風味づけにも使えます。

食べ方のポイント

●魚介類そのものにナトリウムが含まれるため、下味は塩をふらず、食塩不使用の料理酒で臭み消しを。
●味つけは食べる際、少量加えるほどにすると減塩に。
●エビは殻つきで焼くとうま味が逃げず、殻も食べるとカルシウムを補給できます。

きのこ

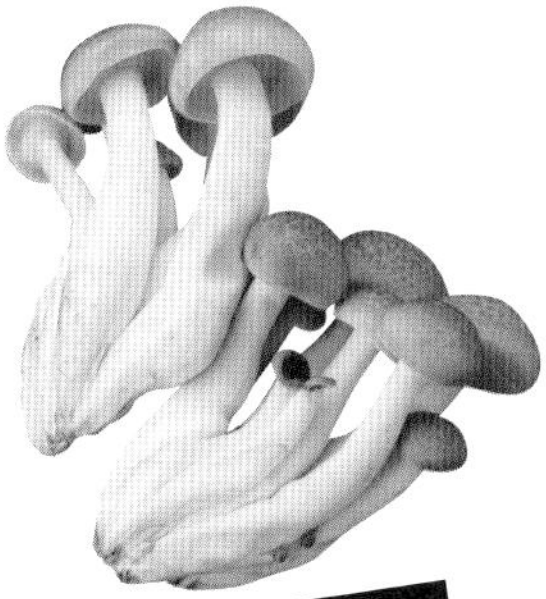

100g中の栄養成分

エネルギー……17kcal
タンパク質……2.7g
脂質……0.5g
炭水化物……4.8g
食物繊維……3.0g
カリウム……370mg
マグネシウム……11mg
鉄……0.5mg
亜鉛……0.5mg
ビタミンB_1……0.15mg
ビタミンB_2……0.17mg

※ぶなしめじの栄養成分

注目成分

きのこ類は低脂質で、食物繊維が多く、血糖値の上昇を抑え、中性脂肪や悪玉コレステロールを下げる効果が期待できます。ほかにも代謝を促すビタミンB_1・B_2、カルシウムの吸収を促すビタミンD、鉄などを含みます。しめじ、エリンギ、えのきたけ、マッシュルームはカリウムが豊富で、ナトリウムの排出を促します。さらに、食物繊維の一種で多糖類のグルカンが多く、免疫力を高め、抗がん作用があるといわれるβグルカンはまいたけに多く含まれます。

食べ方のポイント

●うま味成分が豊富なため、だしが出て、高血圧予防のための減塩にも有効です。

●肉料理（ハンバーグ、炒め物など）に加えるとかさ増しになり、肉を減らした分、脂質の量もカットできます。

鶏ささみ

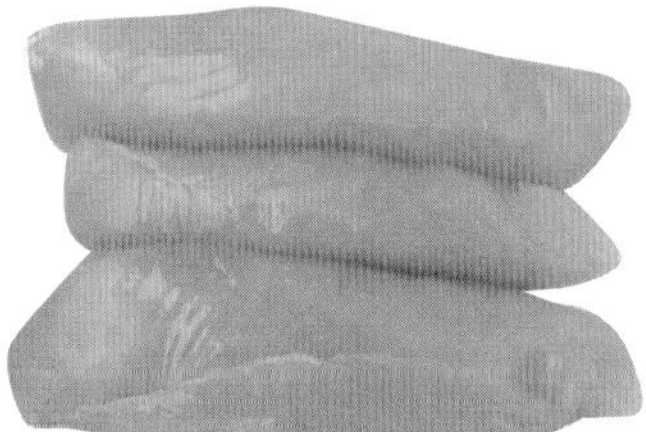

100g中の栄養成分

エネルギー……109kcal
タンパク質……23.9g
脂質……0.8g
カリウム……410mg
マグネシウム……32mg
鉄……0.3mg
ビタミンA……5μg
ビタミンB_1……0.09mg
ビタミンB_2……0.11mg
ビタミンB_6……0.62mg

注目成分

鶏ささみは肉類の中でもっとも脂質が少なく、皮なし鶏むね肉の半分以下。高タンパクで、カリウム、マグネシウムも多く含み、血管を丈夫にし、高血圧対策にもおすすめ。鶏肉は抗酸化作用のあるビタミンAやエネルギー代謝を促すビタミンB_2、タンパク質の再合成を促すB_6が含まれ、筋肉量の維持にも役立ちます。ただし、ダイエット中でも鶏ささみだけに偏らず、鉄が多く、脂質が少なめの赤身の肉、魚、大豆などをバランスよく摂ることも心がけましょう。

食べ方のポイント

●油を使わず、しっとりとゆでればやわらかく、煮汁もスープに利用できます。
●下味に塩をせず、食塩不使用の料理酒をふると、臭みを消してふっくら仕上がります。

こんにゃく

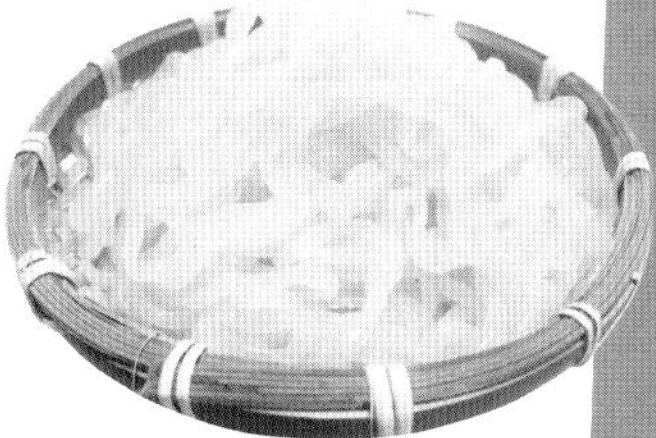

100g中の栄養成分

エネルギー……6kcal
タンパク質……0.2g
炭水化物……3g
食物繊維……2.9g
カリウム……12mg
カルシウム……75mg
マグネシウム……4mg
鉄……0.5mg
※しらたきの栄養成分

注目成分

こんにゃくは脂質量がほぼゼロ。さらに、こんにゃくマンナンという食物繊維により、悪玉コレステロールや中性脂肪を低下させる働きが期待できます。さらにカリウム、カルシウム、鉄など高血圧対策に有効なミネラルを含みます。しらたきは板こんにゃくに比べ、カリウムは少ないもののカルシウムが多く、切らずに食べやすい点も魅力です。

食べ方のポイント

●こんにゃく類はだしで煮るとうま味を吸って薄味でもおいしく食べられます。
●こんにゃくにほとんど含まれないタンパク質やビタミンを含む食材を組み合わせるとバランスがよくなります。
●しらたきをごはんや麺料理に加えると糖質量を抑えることができます。

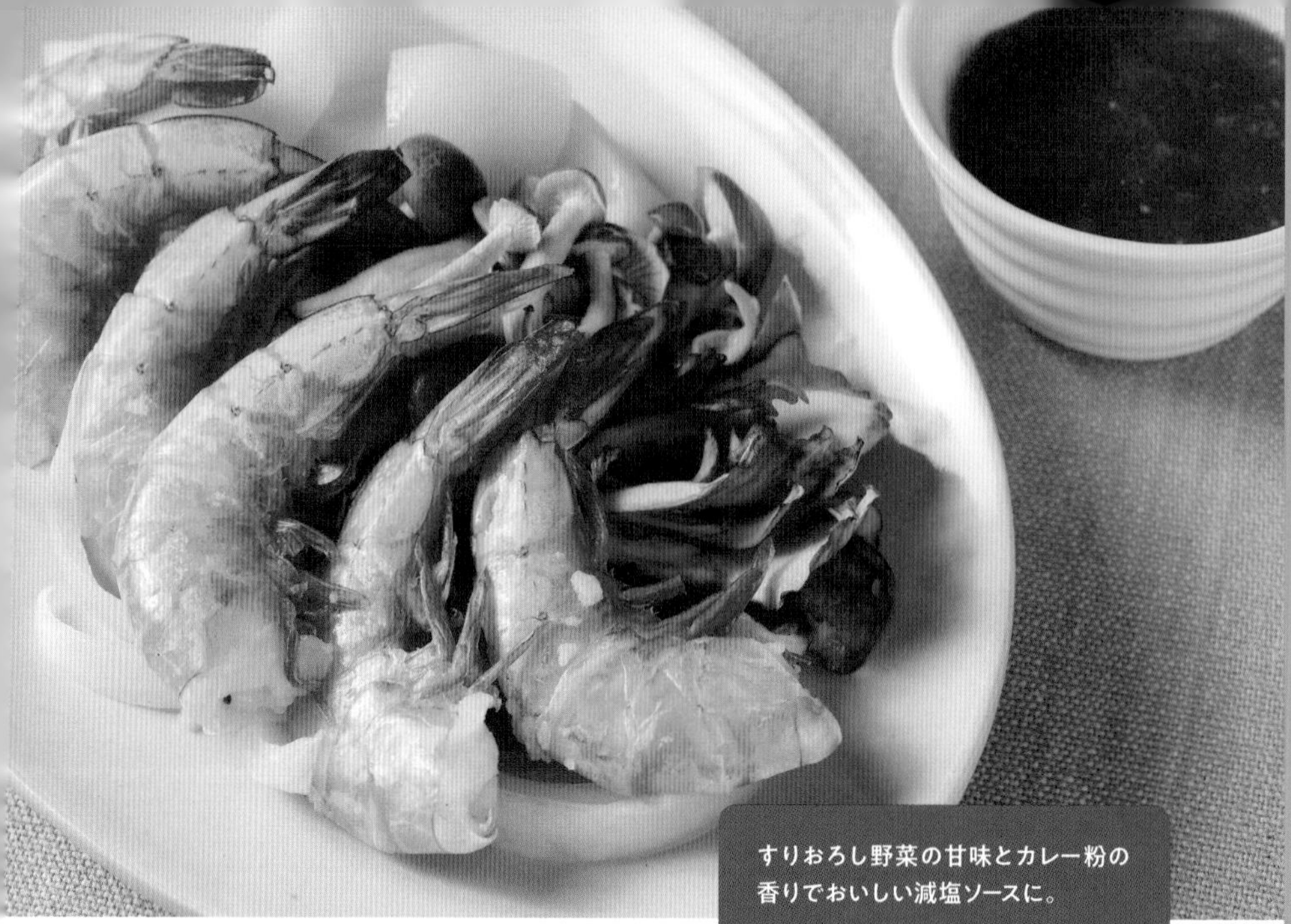

すりおろし野菜の甘味とカレー粉の
香りでおいしい減塩ソースに。

エビ・きのこ・じゃがいもの蒸し焼き おろし野菜ソース

材料 2人分

エビ（殻つき、むきエビなど好みで）……100g
きのこ（しめじ、まいたけ）……100g
じゃがいも……1個
玉ねぎ（薄切り）……1/4個
酒……大さじ1
Ⓐ玉ねぎ、じゃがいもすりおろし……各大さじ1
ケチャップ……大さじ1
しょうゆ……小さじ1
おろしにんにく……少々
水……大さじ2
カレー粉、こしょう……各少々

作り方

❶じゃがいもは厚さ1cmのいちょう切りにして水洗いし、水気をきってラップをかけ、電子レンジで2分ほど加熱する。エビは殻つきならそのままで水気を拭き、竹串で背ワタを除く。
❷アルミホイルの上に玉ねぎを広げ、じゃがいも、ほぐしたきのこ、エビをのせて酒をふり、グリルまたはトースターで火が通るまで10分ほど焼く（クッキングシートに包み、レンジ蒸しにしても）。
❸耐熱容器にⒶを混ぜ合わせ、電子レンジで2分加熱したソースを添える。

ささみとしらたきのフォー

材料 2人分

鶏ささみ …… 2本
しらたき …… 400g
もやし …… 100g
エリンギ …… 40g(小1本)
水 …… 300ml
酒 …… 大さじ1
Ⓐしょうが(せん切り) …… 小さじ1ほど
ナムプラー …… 大さじ1
こしょう …… 少々
輪切り赤唐辛子 …… ひとつまみ
パクチー …… 適量
レモン(くし形切り) …… 2切れ

作り方

❶エリンギは長さ4cmの細切りにする。しらたきはざるにあげ、水をきる。
❷鍋に水とエリンギを入れて沸かし、酒、鶏ささみを入れてふたをし、2分ほど煮る。火を止め、2分ほど置いて肉を取り出す。冷まして細く割く。
❸❷のスープにしらたき、Ⓐを加え、沸騰するまで煮てもやしを入れ、しんなりとしたら火を止める。
❹❸を器に盛り、鶏ささみをのせ、食べやすく切ったパクチーをのせる。レモンを搾る。

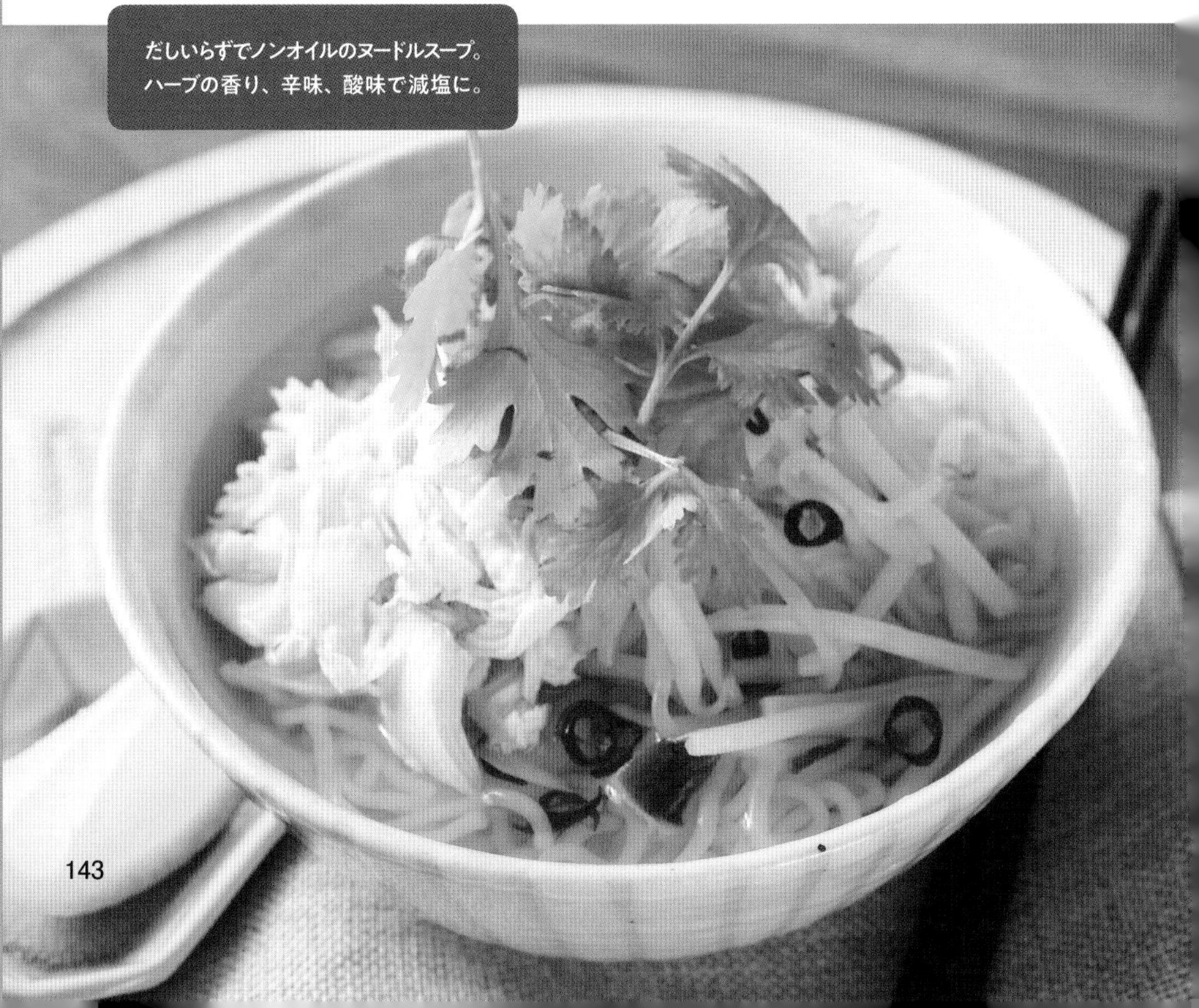

だしいらずでノンオイルのヌードルスープ。
ハーブの香り、辛味、酸味で減塩に。

●参考文献
e-ヘルスネット(厚生労働省)
https://www.e-healthnet.mhlw.go.jp
特定非営利活動法人　日本高血圧学会
https://www.jpnsh.jp/index.html
『高血圧治療ガイドライン2019』日本高血圧学会
『血圧を最速で下げる 老化を防ぐ「血管内皮」の鍛えかた』奥田昌子(幻冬舎新書)
『1日も早く薬をやめたい人の血圧を下げる本』加藤雅俊(学研)
『座り方、食べ方、眠り方で下がる! 血圧リセット術』市原淳弘(世界文化社)

●監修
糖尿病内科医
工藤孝文(くどう・たかふみ)

糖尿病内科医・統合医療医。福岡大学医学部卒業後、アイルランド・オーストラリアへ留学。現在は福岡県みやま市の工藤内科で、地域医療を担っている。主な著書に、『リバウンドしない血糖値の下げ方』(笠倉出版社)、『やせる出汁』(アスコム)、『疲れない大百科』(ワニブックス)、『高血糖の9割は早歩きだけで治る』(宝島社)、『はたらくホルモン』(講談社)。NHK「ガッテン!」「あさイチ」、日本テレビ「世界一受けたい授業」、テレビ東京「主治医が見つかる診療所」、フジテレビ「ホンマでっか !? TV」などテレビ出演多数。日本内科学会・日本東洋医学会・日本肥満学会・日本糖尿病学会・日本高血圧学会・日本抗加齢医学会・日本女性医学学会・小児慢性疾病指定医。

総合内科医
工藤あき(くどう・あき)

総合内科医・漢方医として地域医療に貢献する一方、消化器内科医として、腸内細菌・腸内フローラに精通、腸活×菌活を活かした生活習慣病の治療を得意とする。また「植物由来で内面から美しく」をモットーに、日本でのインナーボタニカル研究の第一人者としても注目されている。美腸・美肌ドクターとして、NHK「ひるまえほっと」、フジテレビ「ホンマでっか !? TV」、著書に『体が整う水曜日の漢方』(大和書房)、『1日1杯で身体が整うすごい健康出汁』(徳間書店)など、テレビ、本、雑誌などメディア出演多数。その美肌から「むき卵肌ドクター」の愛称で親しまれている。2児の母。日本消化器病学会・日本消化器内視鏡学会・日本肥満学会・日本高血圧学会・日本抗加齢医学会・日本女性医学学会・日本内科学会認定医。

デザイン　遠藤亜由美
撮影　シロクマフォート
編集　ナカヤメグミ(スタンダードスタジオ)
構成・文　城所知子
進行　高橋栄造　寺田須美
企画　荒牧義人

専門医が薦める健康法シリーズ
劇的に高血圧を改善させる運動と食事

2020年11月1日　初版第1刷発行

監　修　工藤孝文・工藤あき
編集人　高橋栄造
発行者　廣瀬和二
発行所　辰巳出版株式会社
〒160-0022
東京都新宿区新宿2-15-14 辰巳ビル
TEL 03-5360-8960(編集部)
TEL 03-5360-8064(販売部)
FAX 03-5360-8951(販売部)
http://www.TG-NET.co.jp
印刷所　三共グラフィック株式会社
製本所　株式会社セイコーバインダリー

本書の無断複写複製(コピー)は、著作権法上での例外を除き、著作者、出版社の権利侵害となります。
乱丁・落丁はお取り替えいたします。小社販売部までご連絡ください。

©TATSUMI PUBLISHING CO.,LTD.2020 Printed in Japan

ISBN978-4-7778-2698-8 C0077